Tiago Mora

La Energía Vital - Un camino hacia la Sanación y Protección

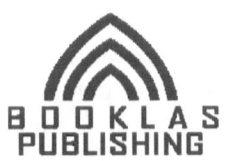

Derechos de Autor
Título Original: La Energía Vital: Sanación y Protección Energética
Copyright: © 2024 Luiz Antonio dos Santos
Todos los derechos reservados.
Editorial: Booklas / Luiz Antonio dos Santos
Dirección: Calle José Delalíbera, 962
86.183-550 – Cambé – PR
Contacto: suporte@booklas.com
Sitio web: www.booklas.com
Créditos:
Autor: Tiago Mora
Editor: Luiz Antonio dos Santos
Revisión: Ana Maria Ferreira
Diseño Gráfico y Diagramación: Pedro Henrique Oliveira
Portada: Sofia Almeida
Clasificación:

Categorías: Espiritualidad, Autoconocimiento, Sanación Energética, Terapias Holísticas.
CDD: 299.31 - CDU: 133.4

Nota:
 Este libro explora el universo de la sanación energética y la protección espiritual, abordando temas como chakras, cristales, meditación y otras prácticas para el bienestar holístico. La información aquí presentada está destinada al autoconocimiento y desarrollo personal, y no sustituye el acompañamiento profesional de médicos, psicólogos u otros profesionales de la salud.

 Queda prohibida la reproducción total o parcial de esta obra, por cualquier medio o procedimiento, sin la previa autorización 1 del titular de los derechos de autor.

Contenido

Prólogo 5
Capítulo 1 Introducción a la Energía 10
Capítulo 2 El Campo Energético Humano 14
Capítulo 3 Señales de Desequilibrio Energético 19
Capítulo 4 La Importancia de la Protección Energética 24
Capítulo 5 Fundamentos de la Cura Energética 28
Capítulo 6 El Papel de la Intención en la Cura Energética 32
Capítulo 7 Creando un Espacio Sagrado 36
Capítulo 8 Técnicas de Respiración para Equilibrio Energético 40
Capítulo 9 Meditación para Cura y Protección 44
Capítulo 10 Visualización Creativa 48
Capítulo 11 Afirmaciones Positivas 52
Capítulo 12 Introducción a los Chakras 56
Capítulo 13 Equilibrando el Chakra Raíz (Muladhara) 61
Capítulo 14 Equilibrando el Chakra Sacral (Svadhisthana) 64
Capítulo 15 Equilibrando el Chakra Plexo Solar (Manipura) 67
Capítulo 16 Equilibrando el Chakra Cardíaco (Anahata) 71
Capítulo 17 Equilibrando el Chakra Laríngeo (Vishuddha) 75
Capítulo 18 Equilibrando el Chakra Frontal (Ajna) 79
Capítulo 19 Equilibrando el Chakra Coronario (Sahasrara) 83
Capítulo 20 Despertando la Energía Kundalini 87
Capítulo 21 Integrando los Chakras para el Equilibrio Energético 90
Capítulo 22 Limpiando el Aura 93
Capítulo 23 Limpiando los Chakras 97

Capítulo 24 Limpieza Energética de Ambientes 101

Capítulo 25 Protección Energética con la Naturaleza 105

Capítulo 26: Escudo de Protección Visualización y Afirmaciones 109

Capítulo 27 Cordón de Aterramiento Conectando con la Energía de la Tierra 112

Capítulo 28 Protección Energética durante el Sueño 116

Capítulo 29 Protección Energética en Viajes 119

Capítulo 30 Introducción a los Cristales Propiedades Energéticas y Cómo Usarlos 123

Capítulo 31 Cristales para cada Chakra 127

Capítulo 32 Cristales para Protección Energética 132

Capítulo 33 Limpieza y Energización de Cristales 136

Capítulo 34 Aromaterapia Energética 140

Capítulo 35 Aromas para Cura y Protección 143

Capítulo 36 Preparando tus propios Aceites y Sprays de Protección 147

Capítulo 37 Aromaterapia para los Chakras 151

Capítulo 38 Sonidos y Música para Cura Energética 156

Capítulo 39 Utilizando Sonidos y Música para Cura y Protección 159

Capítulo 40 El Poder de la Música en la Cura Energética 163

Capítulo 41 Creando tu Propia Música de Cura 166

Capítulo 42 Cromoterapia: Colores y sus Vibraciones 170

Capítulo 43 Aplicando la Cromoterapia 173

Capítulo 44 Cromoterapia en el Día a Día 177

Capítulo 45 La Arte de la Cura con Mandalas 181

Capítulo 46 Cura con las Manos: Técnicas Básicas 185

Capítulo 47 Aplicando la Cura con las Manos 188
Capítulo 48 Reiki Una Jornada de Cura y Transformación 191
Capítulo 49 Desarrollando tu Sensibilidad Energética 195
Capítulo 50 Protección Energética en el Día a Día................... 199
Capítulo 51 Protección contra Vampiros Energéticos 203
Capítulo 52 Lidando con Personas Tóxicas 207
Capítulo 53 Creando un Estilo de Vida Energéticamente Saludable 211
Capítulo 54 Manteniendo la Energía Equilibrada 215
Epílogo 219

Prólogo

En un mundo cada vez más acelerado y dominado por la tecnología, es fácil perder la conexión con nuestra esencia, con la energía vital que nos anima y nos conecta con todo lo que existe. Las demandas del día a día, el estrés, las preocupaciones y las emociones negativas pueden afectar nuestro campo energético, generando desequilibrios que se manifiestan en nuestra salud física, emocional y mental.

Este libro es una invitación a embarcar en un viaje de sanación y transformación, redescubriendo la sabiduría ancestral que reside en cada uno de nosotros y aprendiendo a utilizar la energía vital para promover el bienestar y la armonía.

A lo largo de estas páginas, exploraremos el poder de la sanación energética, un conjunto de técnicas y prácticas que nos ayudan a equilibrar, proteger y revitalizar nuestro campo energético. Aprenderemos sobre los chakras, vórtices de energía que regulan el flujo de la energía vital en nuestro cuerpo, y cómo equilibrarlos para promover la salud y el bienestar.

Descubriremos la importancia de la protección energética, creando escudos protectores que nos resguardan de las influencias negativas y nos permiten mantener nuestra energía limpia y vibrante. Exploraremos técnicas de enraizamiento, que nos conectan a la energía estabilizadora de la Tierra, y aprenderemos a utilizar la visualización y las afirmaciones para fortalecer nuestro campo energético.

Aprenderemos a crear espacios sagrados, donde podemos conectar con nuestra energía interior y promover la sanación y el crecimiento espiritual. Descubriremos el poder de la respiración consciente, la meditación y la visualización creativa para calmar la mente, equilibrar las emociones y fortalecer nuestra conexión con el interior.

Exploraremos el uso de herramientas como los cristales, cada uno con sus propiedades energéticas únicas, y aprenderemos a utilizarlos para equilibrar los chakras, proteger el campo energético y promover la sanación. Descubriremos el poder de la aromaterapia, utilizando los aromas y las propiedades terapéuticas de los aceites esenciales para equilibrar la energía, armonizar las emociones y promover el bienestar.

Nos adentraremos en el mundo del sonido y la música, explorando cómo las vibraciones sonoras pueden influenciar nuestro campo energético, promover la sanación y elevar nuestra vibración. Aprenderemos a utilizar mantras, sonidos de la naturaleza y diferentes estilos musicales para armonizar la energía, equilibrar las emociones y fortalecer la protección energética.

Descubriremos la cromoterapia, el poder de los colores y sus vibraciones para equilibrar nuestra energía, armonizar las emociones y promover la salud y el bienestar. Aprenderemos a utilizar los colores en nuestro día a día, en la decoración de nuestro hogar, en la elección del vestuario e incluso en la alimentación, para crear un ambiente de armonía y equilibrio.

Exploraremos el uso de mandalas, representaciones simbólicas del universo, como herramientas para la sanación energética. Aprenderemos a utilizar la observación, la coloración y la creación de mandalas para equilibrar los chakras, calmar la mente y promover la sanación.

Aprenderemos sobre la sanación con las manos, utilizando la energía vital que fluye a través de ellas para promover la salud y el bienestar. Exploraremos técnicas como la imposición de manos, el Reiki y los pases energéticos, tanto para la autosanación como para auxiliar a otras personas en su proceso de sanación.

Nos profundizaremos en el Reiki, un sistema de sanación natural que utiliza la energía vital universal para promover la sanación física, emocional y espiritual. Descubriremos sus principios, beneficios y cómo puede ser una poderosa herramienta de transformación personal.

Desarrollaremos nuestra sensibilidad energética, aprendiendo a percibir las energías sutiles que nos rodean y a profundizar nuestra conexión con el mundo energético. Aprenderemos a sentir la energía de las manos, el aura de las plantas y de las personas, y la energía de los chakras.

Finalmente, integraremos todas estas prácticas y conocimientos para crear un estilo de vida energéticamente saludable, un estilo de vida que nutra nuestra energía vital, promueva el equilibrio y nos permita vivir con mayor plenitud y bienestar.

A lo largo de este viaje, serás invitado a conectar con tu propia energía vital, a despertar tu intuición y a confiar en la sabiduría interior que te guía. Las técnicas y prácticas presentadas en este libro son herramientas poderosas para la sanación, la protección y la transformación personal.

Sin embargo, es importante recordar que la sanación es un proceso individual y que cada persona tiene su propio ritmo y camino. Estate abierto a experimentar las diferentes técnicas, a descubrir lo que funciona mejor para ti y a confiar en tu propia intuición.

Que este libro sea un guía y un compañero en tu viaje de sanación y autoconocimiento. Que te inspire a conectar con la energía vital que te anima, a despertar tu potencial de sanación y a crear una vida más plena, armoniosa y feliz.

Capítulo 1
Introducción a la Energía

La energía es la fuerza vital que impulsa el universo. Es la esencia misma de la existencia, manifestándose en una miríada de formas, desde el calor del sol hasta la electricidad que alimenta nuestros hogares, desde el latido de nuestro corazón hasta los pensamientos que danzan en nuestra mente. Es un concepto fundamental que impregna todos los aspectos de la vida, y comprender su naturaleza es esencial para adentrarnos en el camino de la cura y la protección energética.

¿Qué es la Energía?

En términos simples, la energía se define como la capacidad de realizar un trabajo. Es la fuerza que permite que las cosas sucedan, que impulsa el movimiento, el cambio y la transformación. La energía no se crea ni se destruye, solo se transforma, como enuncia la ley fundamental de la conservación de la energía. Esta ley, un pilar de la física, establece que la energía total de un sistema aislado permanece constante en el tiempo. Esto significa que la energía puede cambiar de forma, transferirse de un objeto a otro, pero nunca desaparece por completo.

Las Múltiples Formas de la Energía

La energía se manifiesta en una variedad asombrosa de formas, cada una con sus propias características y propiedades. Podemos clasificar la energía en dos categorías principales:

Energía Potencial: Es la energía almacenada en un objeto debido a su posición o estado. Un ejemplo clásico es la energía potencial gravitatoria de un objeto en altura, que se libera al caer. Otros ejemplos incluyen la energía química almacenada en los alimentos y la energía elástica de un resorte comprimido.

Energía Cinética: Es la energía del movimiento. Cuanto más rápido se mueve un objeto, mayor es su energía cinética. El viento, las olas del mar y un automóvil en movimiento son ejemplos de energía cinética.

Además de esta clasificación general, existen diversas formas específicas de energía, entre las que destacan:

Energía Mecánica: Es la energía asociada al movimiento y la posición de un objeto. Se compone de energía cinética y energía potencial.

Energía Térmica: Es la energía asociada al movimiento de las moléculas dentro de un objeto. Cuanto mayor es la temperatura de un objeto, mayor es su energía térmica.

Energía Eléctrica: Es la energía asociada al flujo de electrones. La electricidad que usamos en nuestros hogares es un ejemplo de energía eléctrica.

Energía Magnética: Es la energía asociada a los campos magnéticos. Los imanes y la brújula son ejemplos de la manifestación de la energía magnética.

Energía Química: Es la energía almacenada en los enlaces químicos de las moléculas. La combustión de la madera y la digestión de los alimentos son ejemplos de liberación de energía química.

Energía Nuclear: Es la energía almacenada en el núcleo de los átomos. La energía nuclear se libera en procesos como la fisión nuclear (utilizada en las centrales nucleares) y la fusión nuclear (que ocurre en el sol).

Energía Radiante: Es la energía que se propaga en forma de ondas electromagnéticas, como la luz visible, las ondas de radio y los rayos X.

La Energía en el Contexto Humano

En el contexto de la cura y la protección energética, nos enfocamos en las energías sutiles que animan el cuerpo humano y que interactúan con el entorno. Estas energías, aunque no siempre perceptibles a simple vista, son fundamentales para la salud y el bienestar.

El cuerpo humano es un complejo sistema energético, donde la energía fluye a través de canales invisibles, nutriendo cada célula y órgano. Los antiguos sistemas de medicina, como la medicina tradicional china y la medicina ayurvédica, reconocen la importancia de este flujo energético para mantener el equilibrio y la armonía del cuerpo.

Además de la energía física que nos permite movernos y realizar actividades, también poseemos energía mental, que se manifiesta en nuestros pensamientos, emociones y procesos cognitivos. La energía emocional, por su parte, se relaciona con nuestros sentimientos y estados de ánimo. Y a un nivel más profundo, se encuentra la energía espiritual, que nos conecta con nuestra esencia divina y con el universo.

La Interacción Energética

Todos estamos inmersos en un océano de energía, interactuando constantemente con las energías del entorno. Las personas, los lugares, los objetos e incluso los pensamientos y emociones emiten vibraciones energéticas que pueden influir en nuestro propio campo energético.

Es importante ser conscientes de esta interacción energética para poder protegernos de influencias negativas y cultivar un ambiente energético saludable. Aprender a gestionar nuestra propia energía y a interactuar de forma consciente con las energías del entorno es fundamental para mantener el equilibrio y el bienestar.

La energía es la base de toda la existencia, manifestándose en infinitas formas y dinámicas. Comprender la naturaleza de la energía, sus diferentes manifestaciones y su influencia en el ser humano es el primer paso para adentrarnos en el fascinante mundo de la cura y la protección energética.

En los próximos capítulos, exploraremos con mayor profundidad el campo energético humano, las técnicas para equilibrarlo y protegerlo, y las herramientas que nos ayudarán a armonizar nuestra energía con la energía del universo.

Capítulo 2
El Campo Energético Humano

En el capítulo anterior, exploramos la naturaleza fundamental de la energía y sus múltiples manifestaciones. Ahora, nos adentraremos en el fascinante mundo del campo energético humano, una dimensión sutil que envuelve nuestro cuerpo físico y que juega un papel crucial en nuestra salud y bienestar.

El Aura: Un Manto de Energía

El aura es un campo energético que rodea el cuerpo físico, como un halo luminoso que refleja nuestra vitalidad, emociones y estado espiritual. Es una manifestación de la energía vital que fluye a través de nosotros, una extensión de nuestro ser que interactúa constantemente con el entorno.

Aunque invisible para la mayoría de las personas, el aura puede ser percibida por aquellos con sensibilidad energética desarrollada. Se describe como una serie de capas concéntricas de diferentes colores y densidades, cada una con funciones específicas.

Las principales capas del aura son:

Cuerpo Etérico: La capa más cercana al cuerpo físico, asociada a la salud física y la vitalidad. Se dice que refleja la condición de los órganos y sistemas del cuerpo.

Cuerpo Emocional: La segunda capa, relacionada con las emociones y los sentimientos. Su color y vibración varían según nuestro estado emocional.

Cuerpo Mental: La tercera capa, asociada a los pensamientos, ideas y procesos mentales. Refleja nuestra actividad mental y patrones de pensamiento.

Cuerpo Espiritual: La capa más externa y sutil, que conecta con nuestra esencia divina y con dimensiones superiores de consciencia.

El aura funciona como un escudo protector, filtrando las energías del entorno y regulando el flujo energético dentro del cuerpo. Un aura fuerte y equilibrada nos protege de influencias negativas y promueve la salud y el bienestar.

Los Chakras: Vórtices de Energía Vital

Los chakras son centros energéticos que actúan como vórtices, regulando el flujo de energía vital a través del cuerpo. Son puntos de conexión entre el cuerpo físico y el cuerpo energético, y cada chakra está asociado a funciones físicas, emocionales y espirituales específicas.

Tradicionalmente, se reconocen siete chakras principales, ubicados a lo largo de la columna vertebral, desde la base hasta la coronilla:

Chakra Raíz (Muladhara): Ubicado en la base de la columna vertebral, se asocia con la supervivencia, la seguridad, la estabilidad y la conexión con la tierra.

Chakra Sacral (Svadhisthana): Situado en el área del bajo abdomen, se relaciona con la creatividad, la sexualidad, las emociones y el placer.

Chakra Plexo Solar (Manipura): Ubicado en la zona del estómago, se asocia con la voluntad, el poder personal, la autoestima y la confianza.

Chakra Cardíaco (Anahata): Situado en el centro del pecho, se relaciona con el amor, la compasión, la empatía y el perdón.

Chakra Laríngeo (Vishuddha): Ubicado en la garganta, se asocia con la comunicación, la expresión creativa y la autenticidad.

Chakra Frontal (Ajna): Situado en el entrecejo, se relaciona con la intuición, la sabiduría, la visión interior y la percepción extrasensorial.

Chakra Coronario (Sahasrara): Ubicado en la coronilla, se asocia con la conexión espiritual, la unidad con el universo y el propósito de vida.

Los chakras funcionan como transformadores de energía, absorbiendo la energía vital del entorno y distribuyéndola a través del cuerpo. Cuando los chakras están equilibrados y fluyen libremente, experimentamos salud, vitalidad y armonía. Sin embargo, cuando un chakra está bloqueado o desequilibrado, puede manifestarse en problemas físicos, emocionales o espirituales.

Los Meridianos: Canales de Energía

Los meridianos son canales energéticos que recorren el cuerpo, como una red invisible que conecta los órganos y sistemas entre sí. Son como ríos de energía que transportan la energía vital (Qi, en la medicina tradicional china) a cada célula del cuerpo.

La medicina tradicional china describe doce meridianos principales, cada uno asociado a un órgano o función específica. Los meridianos actúan como un sistema de irrigación energética, asegurando que la energía vital fluya de forma armoniosa por todo el cuerpo.

Cuando los meridianos están bloqueados, el flujo de energía se interrumpe, lo que puede dar lugar a enfermedades y desequilibrios. Técnicas como la acupuntura y el masaje energético buscan estimular el flujo de energía en los meridianos para restaurar el equilibrio y promover la salud.

Otros Componentes del Campo Energético Humano

Además del aura, los chakras y los meridianos, existen otros componentes del campo energético humano que vale la pena mencionar:

Cuerpos Sutiles: Algunos sistemas de conocimiento describen la existencia de varios cuerpos sutiles que interpenetran el cuerpo físico, cada uno con su propia vibración y función.

Nadis: En la tradición yóguica, los nadis son canales energéticos aún más sutiles que los meridianos, que transportan la energía vital (Prana) por todo el cuerpo.

Puntos de Acupuntura: Son puntos específicos en la superficie del cuerpo que se utilizan en la acupuntura para estimular el flujo de energía en los meridianos.

El campo energético humano es una dimensión fascinante que influye profundamente en nuestra salud y bienestar. Comprender la estructura y función del aura, los chakras, los meridianos y otros componentes energéticos nos permite tomar conciencia de nuestra propia energía y aprender a gestionarla de forma consciente.

En los próximos capítulos, exploraremos técnicas para equilibrar y proteger nuestro campo energético, utilizando herramientas como la respiración, la meditación, la visualización y la sanación con cristales.

Capítulo 3
Señales de Desequilibrio Energético

En los capítulos anteriores, hemos explorado la naturaleza de la energía y la complejidad del campo energético humano. Ahora, nos adentraremos en un aspecto crucial de este viaje: aprender a reconocer las señales que indican un desequilibrio en nuestro sistema energético.

Nuestro cuerpo energético es un reflejo de nuestro estado físico, emocional y espiritual. Cuando experimentamos armonía y equilibrio en estos niveles, nuestra energía fluye libremente, manifestándose en salud, vitalidad y bienestar. Sin embargo, cuando este equilibrio se ve perturbado, ya sea por factores internos o externos, nuestro cuerpo energético nos envía señales de alerta.

Reconocer estas señales es fundamental para tomar medidas correctivas y restaurar el equilibrio. Ignorarlas puede llevar a un agravamiento del desequilibrio, manifestándose en problemas de salud más serios a nivel físico, emocional o mental.

Señales Físicas de Desequilibrio Energético

El cuerpo físico es un vehículo para nuestra energía, y a menudo es el primero en manifestar signos de desequilibrio. Algunas señales físicas comunes incluyen:

Fatiga crónica y falta de energía: Sentirse constantemente cansado, sin importar cuánto duerma, puede ser un signo de agotamiento energético.

Dolores y molestias persistentes: Dolores de cabeza, dolores musculares, dolores de espalda y otras molestias que no tienen una causa física aparente pueden indicar bloqueos energéticos.

Problemas de sueño: Insomnio, dificultad para conciliar el sueño, despertares nocturnos frecuentes o pesadillas pueden ser señales de un desequilibrio energético que afecta la capacidad de relajación y descanso.

Enfermedades recurrentes: Resfriados frecuentes, alergias, infecciones y otras enfermedades recurrentes pueden indicar un sistema inmunitario debilitado debido a un desequilibrio energético.

Problemas digestivos: Indigestión, acidez estomacal, estreñimiento, diarrea y otros problemas digestivos pueden estar relacionados con un desequilibrio energético en el chakra del plexo solar.

Cambios en el apetito o el peso: Aumento o pérdida de peso sin causa aparente, cambios en el apetito o antojos inusuales pueden ser señales de desequilibrio energético.

Problemas de piel: Acné, eczema, psoriasis y otras afecciones de la piel pueden reflejar un desequilibrio energético que se manifiesta a nivel físico.

Señales Emocionales de Desequilibrio Energético

Las emociones son energía en movimiento, y cuando experimentamos un desequilibrio energético, nuestras emociones también se ven afectadas. Algunas señales emocionales comunes incluyen:

Ansiedad y estrés: Sentimientos persistentes de ansiedad, preocupación excesiva, tensión y dificultad para relajarse pueden indicar un desequilibrio energético.

Depresión y tristeza: Estados de ánimo bajos, falta de motivación, tristeza profunda y pérdida de interés en actividades que antes disfrutaba pueden ser señales de un desequilibrio energético que afecta el centro emocional.

Irritabilidad y cambios de humor: Cambios de humor repentinos, irritabilidad, impaciencia y reacciones emocionales desproporcionadas pueden indicar un flujo energético irregular.

Miedo e inseguridad: Miedos irracionales, inseguridad, falta de confianza en sí mismo y dificultad para tomar decisiones pueden ser señales de un desequilibrio energético que afecta el chakra raíz.

Dificultad para expresar emociones: Reprimir las emociones, dificultad para comunicar los sentimientos o expresarse auténticamente puede indicar bloqueos energéticos en el chakra laríngeo.

Apegos emocionales: Apegarse a relaciones o situaciones tóxicas, dificultad para soltar el pasado o patrones de dependencia emocional pueden ser señales de desequilibrio energético.

Señales Mentales de Desequilibrio Energético

La mente es un poderoso instrumento que puede influir en nuestro campo energético. Cuando la mente está agitada, desequilibrada o llena de pensamientos negativos, esto puede afectar nuestro bienestar energético. Algunas señales mentales comunes incluyen:

Pensamientos negativos recurrentes: Pensamientos obsesivos, preocupaciones constantes, diálogo interno negativo y dificultad para concentrarse en lo positivo pueden indicar un desequilibrio energético mental.

Confusión mental y falta de claridad: Dificultad para pensar con claridad, tomar decisiones o recordar información puede ser un signo de desequilibrio energético que afecta el chakra frontal.

Bloqueo creativo: Falta de inspiración, dificultad para generar nuevas ideas o expresarse creativamente puede indicar bloqueos energéticos.

Sensación de desconexión: Sentirse desconectado de sí mismo, de los demás o del mundo que lo rodea puede ser una señal de desequilibrio energético espiritual.

Pérdida de propósito: Falta de sentido en la vida, dificultad para encontrar un propósito o una dirección puede indicar un desequilibrio energético en el chakra coronario.

Nuestro cuerpo energético es un sistema complejo que interactúa constantemente con nuestro cuerpo físico, emociones y mente. Aprender a reconocer las señales de desequilibrio energético nos permite tomar medidas para restaurar la armonía y promover la salud integral.

Prestar atención a las señales físicas, emocionales y mentales que nuestro cuerpo nos envía es fundamental para identificar los desequilibrios y buscar las herramientas adecuadas para corregirlos. En los próximos capítulos, exploraremos diferentes técnicas y prácticas para equilibrar y proteger nuestro campo energético.

Capítulo 4
La Importancia de la Protección Energética

En los capítulos anteriores, hemos explorado la naturaleza de la energía, el campo energético humano y las señales que indican desequilibrio. Ahora, nos adentraremos en un aspecto fundamental para mantener la salud y el bienestar: la protección energética.

Vivimos inmersos en un océano de energía, interactuando constantemente con las vibraciones del entorno. No solo estamos expuestos a las energías de la naturaleza, sino también a las energías de otras personas, lugares, objetos e incluso pensamientos y emociones.

Si bien muchas de estas energías son positivas y nutritivas, también existen influencias energéticas negativas que pueden afectar nuestro campo energético, generando desequilibrios, bloqueos e incluso enfermedades.

La protección energética consiste en crear un escudo protector alrededor de nuestro campo energético para filtrar las energías negativas y mantener nuestra vibración elevada. Es como construir una barrera invisible que nos protege de las influencias externas, permitiéndonos mantener nuestra energía limpia, equilibrada y alineada con nuestro bienestar.

¿Por qué es importante la protección energética?

La protección energética es esencial para:

Mantener la salud física y emocional: Un campo energético fuerte y protegido nos ayuda a mantener la salud física, previniendo enfermedades y promoviendo la vitalidad. También nos protege de las emociones negativas de los demás, evitando que nos afecten y alteren nuestro equilibrio emocional.

Preservar la claridad mental: La protección energética nos ayuda a mantener la mente clara y enfocada, evitando que los pensamientos negativos y las energías densas nos invadan y perturben nuestra paz interior.

Fortalecer la intuición: Cuando estamos protegidos energéticamente, nuestra intuición se agudiza, permitiéndonos percibir con mayor claridad las energías sutiles y tomar decisiones más acertadas.

Elevar la vibración: La protección energética nos ayuda a elevar nuestra vibración, atrayendo experiencias positivas y personas que vibran en la misma frecuencia.

Favorecer el crecimiento espiritual: Un campo energético protegido nos permite conectar con nuestra esencia divina y avanzar en nuestro camino espiritual con mayor claridad y seguridad.

Influencias energéticas negativas

Existen diversas fuentes de energía negativa que pueden afectar nuestro campo energético:

Personas tóxicas: Personas negativas, envidiosas, manipuladoras o que se quejan constantemente pueden drenar nuestra energía y generar malestar.

Lugares con energía densa: Algunos lugares, como hospitales, cementerios o lugares donde han ocurrido eventos traumáticos, pueden tener una energía densa que nos afecta negativamente.

Objetos con carga negativa: Objetos antiguos, antigüedades o que han pertenecido a personas con energía densa pueden llevar consigo una carga negativa que afecta el ambiente.

Pensamientos y emociones negativas: Nuestros propios pensamientos y emociones negativas también pueden generar un desequilibrio en nuestro campo energético.

Ataques psíquicos: En algunos casos, podemos ser víctimas de ataques psíquicos intencionales, como la envidia, el mal de ojo o la magia negra.

Beneficios de la protección energética

Al practicar la protección energética, podemos experimentar numerosos beneficios:

Mayor vitalidad y energía: Nos sentimos más enérgicos, vitales y con mayor disposición para afrontar los desafíos del día a día.

Equilibrio emocional: Nos volvemos más resilientes ante las emociones negativas, manteniendo la calma y la serenidad en situaciones difíciles.

Mayor claridad mental: Experimentamos mayor claridad mental, concentración y enfoque, lo que facilita la toma de decisiones y la resolución de problemas.

Mayor paz interior: Nos sentimos más tranquilos, serenos y en paz con nosotros mismos.

Relaciones más armoniosas: Atraemos relaciones más positivas y armoniosas, y nos protegemos de las personas tóxicas.

Mayor conexión espiritual: Nos sentimos más conectados con nuestra intuición, nuestra sabiduría interior y nuestro propósito de vida.

La protección energética es una práctica esencial para mantener la salud, el equilibrio y el bienestar en un mundo lleno de energías sutiles. Al crear un escudo protector alrededor de nuestro campo energético, nos protegemos de las influencias negativas y cultivamos una vibración elevada que nos permite vivir con mayor plenitud y armonía.

En los próximos capítulos, exploraremos diferentes técnicas y herramientas para fortalecer nuestra protección energética y mantener nuestro campo energético limpio y equilibrado.

Capítulo 5
Fundamentos de la Cura Energética

Habiendo explorado la importancia de la protección energética, ahora nos adentraremos en el fascinante mundo de la cura energética. Este capítulo sentará las bases para comprender cómo funciona la cura energética y cómo podemos utilizarla para mejorar nuestra salud y bienestar.

¿Qué es la Cura Energética?

La cura energética es un enfoque holístico que busca restaurar el equilibrio y la armonía del campo energético humano para promover la salud y el bienestar. Se basa en la premisa de que la enfermedad y el malestar se originan en desequilibrios energéticos, ya sean bloqueos, fugas o estancamientos de energía.

A través de diferentes técnicas y métodos, la cura energética busca desbloquear, limpiar y revitalizar el flujo de energía vital en el cuerpo, estimulando la capacidad innata del organismo para sanarse a sí mismo.

Principios Básicos de la Cura Energética

La cura energética se fundamenta en varios principios básicos:

Interconexión: Todos estamos interconectados a través de un campo energético universal. La cura energética reconoce esta interconexión y busca armonizar la energía individual con la energía del universo.

Holismo: El ser humano es un ser integral, compuesto por cuerpo, mente y espíritu. La cura energética aborda la salud de forma holística, considerando todos estos aspectos interrelacionados.

Energía Vital: La energía vital (Qi, Prana, etc.) es la fuerza que anima el cuerpo y sustenta la vida. La cura energética busca equilibrar y fortalecer el flujo de esta energía vital.

Autocuración: El cuerpo tiene una capacidad innata para sanarse a sí mismo. La cura energética busca estimular esta capacidad, proporcionando las condiciones óptimas para la autocuración.

Intención: La intención juega un papel fundamental en la cura energética. La mente, a través de la intención, puede dirigir la energía y promover la sanación.

¿Cómo funciona la Cura Energética?

Aunque los mecanismos exactos de la cura energética aún no se comprenden completamente desde la perspectiva científica, existen diversas teorías que intentan explicar su funcionamiento:

Efecto Placebo: Algunos estudios sugieren que la cura energética puede funcionar a través del efecto placebo, es decir, la creencia del paciente en el tratamiento puede desencadenar respuestas fisiológicas que promueven la sanación.

Bioelectromagnetismo: El cuerpo humano genera campos electromagnéticos, y se ha demostrado que la energía sutil puede influir en estos campos, promoviendo cambios fisiológicos.

Entropía: La enfermedad se asocia a un aumento de la entropía (desorden) en el sistema energético. La cura energética busca reducir la entropía y restaurar el orden energético.

Resonancia: La energía sutil puede resonar con las frecuencias vibratorias del cuerpo, promoviendo la armonía y el equilibrio.

Modalidades de Cura Energética

Existen diversas modalidades de cura energética, cada una con sus propias técnicas y enfoques:

Reiki: Un sistema de sanación que utiliza la imposición de manos para canalizar energía vital.

Cura Pránica: Una técnica que trabaja con la energía vital (Prana) para limpiar, energizar y equilibrar el campo energético.

Sanación con Cristales: Utiliza las propiedades energéticas de los cristales para promover la sanación y el equilibrio.

Acupuntura: Inserta agujas finas en puntos específicos del cuerpo para estimular el flujo de energía en los meridianos.

Terapia de Sonido: Utiliza sonidos y vibraciones para armonizar el campo energético.

Cromoterapia: Aplica colores para equilibrar y energizar el cuerpo.

Aromaterapia: Utiliza aceites esenciales para promover la sanación física, emocional y energética.

Beneficios de la Cura Energética

La cura energética puede proporcionar numerosos beneficios:

Reducción del estrés y la ansiedad: Promueve la relajación y la liberación de tensiones, ayudando a reducir el estrés y la ansiedad.

Alivio del dolor: Puede aliviar dolores crónicos y agudos, tanto físicos como emocionales.

Fortalecimiento del sistema inmunitario: Ayuda a fortalecer las defensas del cuerpo y a prevenir enfermedades.

Equilibrio emocional: Promueve la estabilidad emocional, la liberación de emociones negativas y el desarrollo de la inteligencia emocional.

Claridad mental: Mejora la concentración, la memoria y la claridad mental.

Aumento de la vitalidad: Incrementa la energía vital, la vitalidad y la sensación de bienestar general.

Conexión espiritual: Facilita la conexión con la intuición, la sabiduría interior y el propósito de vida.

La cura energética es un enfoque holístico que busca restaurar el equilibrio energético para promover la salud y el bienestar. A través de diferentes técnicas, la cura energética desbloquea, limpia y revitaliza el flujo de energía vital, estimulando la capacidad del cuerpo para sanarse a sí mismo.

En los próximos capítulos, exploraremos con mayor profundidad algunas de las modalidades de cura energética más populares, aprendiendo técnicas y herramientas para aplicarlas en nuestra vida diaria.

Capítulo 6
El Papel de la Intención en la Cura Energética

En el capítulo anterior, exploramos los fundamentos de la cura energética y cómo funciona a nivel básico. Ahora, profundizaremos en uno de los aspectos más importantes de este proceso: el papel de la intención.

La intención es la fuerza directriz que da forma a nuestras acciones y crea nuestra realidad. Es el poder de la mente para enfocar la energía hacia un objetivo específico. En la cura energética, la intención actúa como un catalizador, amplificando el flujo de energía y guiándolo hacia la sanación.

La Mente como Creadora

La mente es una herramienta poderosa que puede influir en nuestro cuerpo y en nuestro entorno. Nuestros pensamientos, creencias y emociones generan vibraciones energéticas que interactúan con el campo energético universal.

La ciencia moderna está comenzando a reconocer la influencia de la mente en la salud. Estudios sobre el efecto placebo demuestran que la creencia en un tratamiento puede desencadenar respuestas fisiológicas que promueven la sanación, incluso si el tratamiento en sí no tiene un efecto físico directo.

En la cura energética, la mente juega un papel activo en el proceso de sanación. A través de la intención, podemos enfocar la energía hacia un objetivo específico, ya sea aliviar un dolor, equilibrar un chakra o promover la sanación de un órgano.

La Intención como Catalizador

La intención actúa como un catalizador en la cura energética, amplificando el flujo de energía y dirigiéndolo hacia la sanación. Cuando establecemos una intención clara y enfocada, activamos un poder creativo que moviliza la energía hacia la manifestación de nuestro deseo.

La intención no solo se trata de desear que algo suceda, sino de creer que es posible y de enfocar nuestra energía hacia su realización. Es una actitud mental que combina la voluntad, la atención y la emoción.

Cómo utilizar la Intención en la Cura Energética

Para utilizar la intención de forma efectiva en la cura energética, es importante seguir estos pasos:

Claridad: Define claramente tu intención. ¿Qué quieres lograr con la cura energética? Sé específico y conciso.

Visualización: Visualiza el resultado deseado. Imagina la energía fluyendo hacia la zona que necesita sanación y visualiza el estado de salud y bienestar que deseas alcanzar.

Emoción: Conecta con la emoción que te genera el objetivo que quieres lograr. Siente la alegría, la gratitud o la paz que te produce la idea de la sanación.

Afirmación: Crea afirmaciones positivas que refuercen tu intención. Repite estas afirmaciones con convicción, sintiendo la energía que se moviliza a través de tus palabras.

Confianza: Confía en el proceso de sanación. Suelta el control y permite que la energía fluya libremente, guiada por tu intención.

Ejemplos de Intenciones en la Cura Energética

"Tengo la intención de sanar mi cuerpo físico y restaurar mi vitalidad."

"Tengo la intención de equilibrar mis chakras y armonizar mi energía."

"Tengo la intención de liberar las emociones negativas y cultivar la paz interior."

"Tengo la intención de fortalecer mi sistema inmunitario y protegerme de enfermedades."

"Tengo la intención de conectar con mi sabiduría interior y guiarme por mi intuición."

Prácticas para Desarrollar la Intención

Meditación: La meditación nos ayuda a aquietar la mente y a enfocar nuestra atención, lo que facilita la creación de intenciones claras y poderosas.

Visualización: La práctica regular de la visualización fortalece nuestra capacidad para crear imágenes mentales vívidas y dirigir la energía con la mente.

Afirmaciones: Repetir afirmaciones positivas nos ayuda a reprogramar nuestra mente subconsciente y a alinear nuestras creencias con nuestras intenciones.

La intención es una fuerza poderosa que puede influir en nuestra realidad y en nuestro proceso de sanación. En la cura energética, la intención actúa como un catalizador, amplificando el flujo de energía y guiándolo hacia la sanación.

Al aprender a utilizar la intención de forma consciente, podemos potenciar los efectos de la cura energética y manifestar la salud y el bienestar que deseamos.

Capítulo 7
Creando un Espacio Sagrado

En este capítulo, exploraremos la importancia de crear un espacio sagrado para la práctica de la cura y la protección energética. Un espacio sagrado es un lugar donde podemos conectar con nuestra energía interior, promover la sanación y el crecimiento espiritual.

La Importancia del Ambiente

El ambiente en el que nos encontramos influye directamente en nuestra energía y en nuestro estado de ánimo. Un espacio desordenado, caótico o con una energía densa puede dificultar la relajación, la concentración y el flujo de energía.

Por otro lado, un espacio limpio, ordenado y armonizado energéticamente crea un ambiente propicio para la práctica de la cura y la protección energética. Nos ayuda a conectar con nuestra paz interior, a elevar nuestra vibración y a facilitar el proceso de sanación.

Pasos para Crear un Espacio Sagrado

Limpieza física: Comienza por limpiar el espacio físico. Ordena, limpia el polvo, aspira o barre el suelo, y elimina cualquier objeto que no sea esencial o que genere una sensación de desorden.

Purificación energética: Una vez que el espacio esté limpio físicamente, es importante purificarlo energéticamente. Puedes utilizar diferentes métodos para esto, como:

Defumación: Quemar hierbas sagradas como salvia, palo santo o incienso para limpiar la energía del espacio.

Sonido: Utilizar cuencos tibetanos, campanas o música relajante para armonizar la vibración del espacio.

Cristales: Colocar cristales como cuarzo transparente, amatista o selenita en el espacio para purificar y elevar la energía.

Decoración: Decora el espacio con elementos que te inspiren paz, armonía y conexión espiritual. Puedes utilizar:

Colores: Elige colores que te transmitan tranquilidad y serenidad, como el blanco, el azul claro o el verde.

Plantas: Las plantas purifican el aire y aportan una energía vital al espacio.

Imágenes: Coloca imágenes que te inspiren, como mandalas, imágenes de la naturaleza o representaciones de deidades o seres espirituales.

Objetos sagrados: Si tienes objetos sagrados o que tengan un significado especial para ti, puedes incluirlos en tu espacio.

Altar: Si lo deseas, puedes crear un altar en tu espacio sagrado. Un altar es un lugar donde puedes colocar objetos que representen tu camino espiritual, como velas, flores, cristales, imágenes o estatuillas. El altar puede servir como un punto focal para la meditación, la oración o la conexión con tu energía interior.

Intención: Dedica tu espacio sagrado con una intención clara. Puedes expresar en voz alta o mentalmente tu deseo de que este espacio sea un lugar de paz, sanación y crecimiento espiritual.

Consejos para Mantener tu Espacio Sagrado

Limpia y purifica regularmente: Mantén el espacio limpio y ordenado, y realiza limpiezas energéticas periódicas para mantener la energía fluyendo.

Utiliza tu espacio con respeto: Trata tu espacio sagrado con respeto y reverencia. Evita realizar actividades que no estén alineadas con su propósito.

Dedica tiempo a conectar con tu espacio: Visita tu espacio sagrado regularmente, aunque sea solo por unos minutos al día, para meditar, relajarte o conectar con tu energía interior.

Permite que evolucione: Tu espacio sagrado puede evolucionar con el tiempo, a medida que tu camino espiritual se desarrolla. No tengas miedo de añadir o quitar elementos según tus necesidades.

Beneficios de Crear un Espacio Sagrado

Crear un espacio sagrado puede proporcionar numerosos beneficios:

Paz interior: Te ayuda a conectar con tu paz interior y a encontrar un refugio del estrés y las preocupaciones del día a día.

Claridad mental: Promueve la claridad mental, la concentración y la creatividad.

Sanación: Facilita el proceso de sanación, tanto física como emocional.

Conexión espiritual: Te ayuda a conectar con tu espiritualidad, tu intuición y tu sabiduría interior.

Crecimiento personal: Crea un espacio propicio para el crecimiento personal, la autoexploración y la transformación.

Crear un espacio sagrado es un acto de amor propio y un regalo para tu alma. Es un lugar donde puedes conectar con tu energía interior, promover la sanación y el crecimiento espiritual. Al dedicar tiempo y atención a crear un espacio sagrado, estás creando un oasis de paz y armonía en tu vida.

Capítulo 8
Técnicas de Respiración para Equilibrio Energético

En los capítulos anteriores, hemos explorado la importancia de la protección energética y la creación de un espacio sagrado para la práctica de la cura energética. Ahora, nos adentraremos en el mundo de la respiración, una herramienta poderosa para equilibrar y armonizar nuestra energía vital.

La Respiración como Fuente de Energía Vital

La respiración es un proceso vital que nos conecta con la energía universal. A través de la respiración, intercambiamos oxígeno y dióxido de carbono con el entorno, pero también absorbemos Prana, la energía vital que anima el universo.

En muchas tradiciones espirituales y prácticas de sanación, la respiración se considera un puente entre el cuerpo físico y el cuerpo energético. Controlar la respiración nos permite regular el flujo de energía vital, calmar la mente y equilibrar las emociones.

Pranayama: El Arte de la Respiración Consciente

Pranayama es una palabra sánscrita que significa "control de la energía vital". Es una práctica ancestral que utiliza técnicas de respiración para regular el flujo de Prana en el cuerpo.

El Pranayama forma parte del yoga, pero sus beneficios se extienden a cualquier persona que desee mejorar su salud y bienestar. A través de diferentes técnicas de respiración, el Pranayama nos ayuda a:

Oxigenar el cuerpo: Aumentar la capacidad pulmonar y mejorar la oxigenación de las células.

Calmar la mente: Reducir el estrés, la ansiedad y los pensamientos negativos.

Equilibrar las emociones: Liberar emociones bloqueadas y promover la estabilidad emocional.

Aumentar la energía vital: Incrementar el flujo de Prana en el cuerpo, promoviendo la vitalidad y la salud.

Despertar la consciencia: Profundizar la conexión con el cuerpo y la mente, y expandir la consciencia.

Técnicas de Respiración para Equilibrio Energético

Existen diversas técnicas de respiración que podemos utilizar para equilibrar nuestra energía:

Respiración abdominal: También conocida como respiración diafragmática, consiste en respirar profundamente desde el abdomen, permitiendo que el diafragma se expanda y se contraiga con cada inhalación y exhalación. Esta técnica ayuda a calmar la mente, reducir el estrés y oxigenar el cuerpo.

Respiración alternada: (Nadi Shodhana) Consiste en inhalar por una fosa nasal y exhalar por la otra, alternando las fosas nasales con cada respiración. Esta técnica ayuda a equilibrar los hemisferios cerebrales, calmar el sistema nervioso y purificar los canales energéticos.

Respiración de fuego: (Kapalabhati) Es una técnica de respiración rápida y vigorosa que consiste en exhalaciones cortas y potentes, seguidas de inhalaciones pasivas. Esta técnica ayuda a energizar el cuerpo, limpiar los pulmones y estimular el sistema digestivo.

Respiración Ujjayi: Es una técnica de respiración que produce un sonido suave y rítmico en la garganta. Esta técnica ayuda a calmar la mente, aumentar la concentración y equilibrar la energía.

Retención de la respiración: (Kumbhaka) Consiste en retener la respiración después de la inhalación o la exhalación. Esta técnica ayuda a aumentar la capacidad pulmonar, calmar el sistema nervioso y profundizar la conexión con el cuerpo.

Consejos para Practicar la Respiración Consciente

Encuentra un lugar tranquilo: Busca un lugar tranquilo y libre de distracciones para practicar las técnicas de respiración.

Adopta una postura cómoda: Siéntate con la espalda recta o túmbate boca arriba en una posición cómoda.

Cierra los ojos: Cerrar los ojos te ayudará a concentrarte en la respiración y a aquietar la mente.

Observa tu respiración: Presta atención al flujo de aire que entra y sale de tu cuerpo. Observa la sensación de expansión y contracción en el abdomen, el pecho y la garganta.

Sé paciente: No te preocupes si al principio te cuesta concentrarte o si sientes alguna incomodidad.

Con la práctica, te resultará más fácil controlar la respiración y experimentar sus beneficios.

La respiración es una herramienta poderosa para equilibrar nuestra energía vital, calmar la mente y promover la salud. A través de la práctica de técnicas de respiración consciente, podemos conectar con la energía universal, liberar tensiones y cultivar la paz interior.

Capítulo 9
Meditación para Cura y Protección

En los capítulos anteriores, hemos explorado diversas técnicas para equilibrar nuestra energía, como la creación de un espacio sagrado y la práctica de la respiración consciente. Ahora, nos adentraremos en el mundo de la meditación, una herramienta poderosa para calmar la mente, conectar con nuestro interior y promover la cura y la protección energética.

La Meditación como Camino hacia el Equilibrio

La meditación es una práctica milenaria que se ha utilizado en diversas culturas para cultivar la paz interior, la concentración y la conexión espiritual. En esencia, la meditación consiste en entrenar la mente para alcanzar un estado de calma, atención plena y claridad.

En el contexto de la cura y la protección energética, la meditación nos ayuda a:

Calmar la mente: Silenciar el diálogo interno y aquietar los pensamientos, liberando la mente del estrés y las preocupaciones.

Equilibrar las emociones: Observar las emociones sin juicio, cultivando la estabilidad emocional y la ecuanimidad.

Elevar la vibración: Conectar con nuestra esencia divina y elevar nuestra frecuencia vibratoria, atrayendo energías positivas.

Fortalecer la intuición: Acceder a la sabiduría interior y desarrollar la intuición, guiándonos hacia la sanación y el bienestar.

Crear un escudo protector: Visualizar un escudo de luz que nos protege de las energías negativas y nos mantiene en un estado de armonía.

Tipos de Meditación para Cura y Protección

Existen diferentes tipos de meditación que podemos utilizar para la cura y la protección energética:

Meditación de atención plena (Mindfulness): Consiste en prestar atención al momento presente, observando los pensamientos, las sensaciones y las emociones sin juicio. Esta práctica nos ayuda a calmar la mente, reducir el estrés y aumentar la consciencia.

Meditación con mantras: Consiste en repetir mentalmente o en voz baja un mantra, una palabra o frase sagrada que tiene un poder vibratorio específico. Los mantras pueden ayudarnos a concentrar la mente, elevar la vibración y conectar con la energía divina.

Meditación con visualización: Consiste en crear imágenes mentales positivas y sanadoras, como visualizar un escudo de luz que nos protege o imaginar la energía fluyendo por nuestro cuerpo. La visualización nos ayuda a dirigir la energía con la mente y a manifestar la sanación.

Meditación caminando: Consiste en caminar de forma consciente, prestando atención a cada paso, a la respiración y a las sensaciones del cuerpo. Esta práctica nos ayuda a conectar con la naturaleza, a enraizar nuestra energía y a cultivar la presencia.

Meditación guiada: Consiste en seguir las instrucciones de un guía que nos conduce a través de un proceso de relajación, visualización o contemplación. Las meditaciones guiadas son ideales para principiantes o para aquellos que buscan una experiencia más estructurada.

Consejos para Practicar la Meditación

Encuentra un lugar tranquilo: Busca un lugar tranquilo y libre de distracciones para practicar la meditación.

Adopta una postura cómoda: Siéntate con la espalda recta o túmbate boca arriba en una posición cómoda.

Cierra los ojos: Cerrar los ojos te ayudará a concentrarte en la meditación y a aquietar la mente.

Observa tu respiración: Utiliza la respiración como un ancla para la atención. Observa el flujo de aire que entra y sale de tu cuerpo.

Sé paciente: No te preocupes si al principio te cuesta concentrarte o si tu mente divaga. Con la práctica, te resultará más fácil aquietar la mente y experimentar los beneficios de la meditación.

Beneficios de la Meditación para la Salud

La meditación no solo beneficia nuestra energía, sino que también tiene un impacto positivo en nuestra salud física y mental:

Reduce el estrés y la ansiedad: La meditación ayuda a regular la respuesta al estrés del cuerpo, reduciendo los niveles de cortisol, la hormona del estrés.

Mejora la concentración y la memoria: Fortalece la atención y la capacidad de concentración, mejorando la memoria y la función cognitiva.

Promueve la salud cardiovascular: Reduce la presión arterial y la frecuencia cardíaca, mejorando la salud del corazón.

Fortalece el sistema inmunitario: Aumenta la producción de anticuerpos y fortalece las defensas del cuerpo.

Mejora la calidad del sueño: Promueve la relajación y el descanso, mejorando la calidad del sueño.

La meditación es una herramienta invaluable para cultivar la paz interior, equilibrar la energía y promover la sanación. A través de la práctica regular de la meditación, podemos calmar la mente, conectar con nuestra esencia divina y crear un escudo protector que nos ayuda a navegar por la vida con mayor armonía y serenidad.

Capítulo 10
Visualización Creativa

En el capítulo anterior, exploramos el poder de la meditación para calmar la mente, equilibrar las emociones y fortalecer la conexión con nuestro interior. Ahora, nos adentraremos en el mundo de la visualización creativa, una técnica que utiliza el poder de la imaginación para influir en la energía y promover la sanación.

El Poder de la Imaginación

La imaginación es una facultad innata del ser humano que nos permite crear imágenes mentales, escenarios y experiencias en nuestra mente. Es una herramienta poderosa que puede influir en nuestras emociones, creencias y, en última instancia, en nuestra realidad.

La visualización creativa consiste en utilizar la imaginación de forma consciente y dirigida para crear imágenes mentales positivas y sanadoras. Al visualizar un resultado deseado, activamos la energía creativa del universo y la dirigimos hacia la manifestación de ese objetivo.

Visualización y Energía

La visualización creativa tiene un impacto directo en nuestro campo energético. Cuando visualizamos una imagen, generamos una vibración energética que interactúa con nuestro cuerpo y con el entorno. Si visualizamos imágenes positivas y sanadoras, elevamos nuestra vibración y atraemos energías que promueven el bienestar.

En el contexto de la cura energética, la visualización puede ser utilizada para:

Limpiar y equilibrar los chakras: Visualizar cada chakra como un vórtice de luz girando en armonía, liberando bloqueos y permitiendo que la energía fluya libremente.

Fortalecer el aura: Visualizar el aura como un escudo de luz brillante y protector, repeliendo las energías negativas y manteniendo nuestra energía vital intacta.

Sanar órganos y tejidos: Visualizar el órgano o tejido afectado como sano y vibrante, enviando energía curativa a esa zona.

Liberar emociones negativas: Visualizar las emociones negativas como nubes oscuras que se disipan en el cielo, liberando espacio para la paz y la armonía.

Manifestar objetivos: Visualizar el resultado deseado como si ya se hubiera manifestado, atrayendo las circunstancias y las oportunidades que nos permitan alcanzarlo.

Técnicas de Visualización Creativa

Existen diversas técnicas de visualización que podemos utilizar:

Visualización guiada: Seguir las instrucciones de un guía que nos conduce a través de un proceso de visualización, creando imágenes mentales específicas.

Visualización libre: Dejar que la imaginación fluya libremente, creando imágenes que nos inspiren y nos conecten con nuestro poder interior.

Visualización con afirmaciones: Combinar la visualización con afirmaciones positivas que refuercen la imagen mental y la intención.

Visualización con música: Utilizar música relajante o inspiradora para crear un ambiente propicio para la visualización.

Consejos para Practicar la Visualización Creativa

Encuentra un lugar tranquilo: Busca un lugar tranquilo y libre de distracciones para practicar la visualización.

Relaja tu cuerpo: Tómate unos minutos para relajar tu cuerpo y liberar tensiones.

Cierra los ojos: Cerrar los ojos te ayudará a concentrarte en la visualización.

Crea imágenes vívidas: Utiliza todos tus sentidos para crear imágenes mentales lo más vívidas y detalladas posible.

Siente las emociones: Conecta con las emociones que te genera la imagen que estás visualizando.

Practica con regularidad: Cuanto más practiques la visualización, más fácil te resultará crear imágenes mentales y dirigir la energía con la mente.

Beneficios de la Visualización Creativa

La visualización creativa no solo es una herramienta poderosa para la cura energética, sino que también puede ser utilizada para mejorar diferentes aspectos de nuestra vida:

Reducir el estrés y la ansiedad: Visualizar escenas relajantes y tranquilas puede ayudar a reducir el estrés y la ansiedad.

Mejorar el rendimiento deportivo: Visualizar el éxito en una competencia puede mejorar el rendimiento deportivo.

Superar miedos y fobias: Visualizar situaciones que nos generan miedo puede ayudarnos a superarlas.

Aumentar la creatividad: Visualizar ideas y soluciones creativas puede estimular la imaginación y la innovación.

Manifestar objetivos: Visualizar nuestros sueños y metas puede ayudarnos a alcanzarlos.

La visualización creativa es una herramienta poderosa que utiliza el poder de la imaginación para influir en la energía y promover la sanación. Al visualizar imágenes positivas y sanadoras, podemos elevar nuestra vibración, liberar bloqueos energéticos y manifestar la realidad que deseamos.

Capítulo 11
Afirmaciones Positivas

En los capítulos anteriores, exploramos técnicas para equilibrar nuestra energía a través de la respiración, la meditación y la visualización. Ahora, nos adentraremos en el poder de las palabras y cómo podemos utilizarlas para reprogramar nuestra mente y transformar nuestra realidad a través de las afirmaciones positivas.

El Poder de las Palabras

Las palabras son mucho más que simples sonidos o símbolos. Son portadoras de energía y tienen el poder de influir en nuestros pensamientos, emociones y, en última instancia, en nuestra realidad. Cada palabra que pronunciamos o pensamos genera una vibración que interactúa con nuestro campo energético y con el universo.

Cuando utilizamos palabras positivas, elevamos nuestra vibración, fortalecemos nuestra energía y atraemos experiencias positivas. Por otro lado, las palabras negativas generan una vibración densa que puede afectar nuestro estado de ánimo, nuestra salud y nuestra capacidad de manifestar nuestros deseos.

Afirmaciones Positivas: Reprogramando la Mente

Las afirmaciones positivas son frases cortas y poderosas que expresan una creencia o un deseo positivo. Al repetir estas afirmaciones con convicción y emoción, reprogramamos nuestra mente subconsciente, sustituyendo patrones de pensamiento negativos por creencias positivas y empoderadoras.

La mente subconsciente es como un programa que opera en segundo plano, influyendo en nuestros pensamientos, emociones y comportamientos. A través de las afirmaciones positivas, podemos reescribir este programa, instalando nuevas creencias que nos apoyen en nuestro camino hacia la salud, el bienestar y la realización personal.

Cómo Crear Afirmaciones Positivas Efectivas

Para crear afirmaciones positivas efectivas, es importante tener en cuenta lo siguiente:

Enfoca en el presente: Formula las afirmaciones en tiempo presente, como si el deseo ya se hubiera cumplido. Por ejemplo, en lugar de decir "Voy a ser feliz", di "Soy feliz".

Utiliza un lenguaje positivo: Evita utilizar palabras negativas como "no", "nunca" o "jamás". Enfoca en lo que quieres, no en lo que no quieres.

Sé específico: Cuanto más específica sea la afirmación, más efectiva será. Por ejemplo, en lugar de decir "Tengo buena salud", di "Mi cuerpo está sano y lleno de energía".

Conecta con la emoción: Repite las afirmaciones con emoción y convicción, sintiendo la energía que se moviliza a través de tus palabras.

Visualiza: Mientras repites las afirmaciones, visualiza el resultado deseado como si ya se hubiera manifestado.

Ejemplos de Afirmaciones Positivas para Cura y Protección

Salud: "Mi cuerpo está sano y lleno de energía", "Me libero de cualquier enfermedad y malestar", "Mi sistema inmunitario es fuerte y me protege".

Energía: "Mi energía fluye libremente por todo mi cuerpo", "Estoy rodeado de una luz protectora que me protege de las energías negativas", "Vibro en armonía con el universo".

Emociones: "Soy feliz y estoy en paz", "Me amo y me acepto tal como soy", "Libero cualquier emoción negativa y me abro al amor y la alegría".

Mente: "Mi mente está clara y enfocada", "Tengo pensamientos positivos y constructivos", "Confío en mi intuición y me guío por mi sabiduría interior".

Espiritualidad: "Estoy conectado con mi esencia divina", "Soy un ser de luz y amor", "Vivo en armonía con el universo y mi propósito de vida".

Cómo Utilizar las Afirmaciones Positivas

Repítelas con frecuencia: Repite las afirmaciones varias veces al día, preferiblemente en voz alta, con convicción y emoción.

Escríbelas: Escribe las afirmaciones en un diario o en un papel y colócalas en un lugar visible donde puedas verlas con frecuencia.

Utilízalas en la meditación: Repite las afirmaciones durante la meditación para profundizar su impacto en la mente subconsciente.

Crea un ambiente positivo: Rodéate de imágenes, música y personas que te inspiren y te apoyen en tu camino.

Beneficios de las Afirmaciones Positivas

Las afirmaciones positivas pueden generar numerosos beneficios:

Reprogramar la mente: Sustituir patrones de pensamiento negativos por creencias positivas y empoderadoras.

Elevar la autoestima: Fortalecer la confianza en uno mismo y la autoimagen positiva.

Reducir el estrés y la ansiedad: Calmar la mente y promover la relajación.

Mejorar la salud: Fortalecer el sistema inmunitario y promover la sanación.

Manifestar objetivos: Atraer las circunstancias y las oportunidades que nos permitan alcanzar nuestros deseos.

Las afirmaciones positivas son una herramienta poderosa para transformar nuestra realidad a través del poder de las palabras. Al repetir frases positivas con convicción y emoción, reprogramamos nuestra mente subconsciente, elevamos nuestra vibración y atraemos experiencias positivas a nuestra vida.

Capítulo 12
Introducción a los Chakras

En este capítulo, nos adentraremos en el fascinante mundo de los chakras, centros energéticos vitales que actúan como vórtices de energía en nuestro cuerpo sutil. Comprender el sistema de chakras es fundamental para adentrarnos en la cura y protección energética, ya que estos centros influyen en nuestro bienestar físico, emocional y espiritual.

¿Qué son los Chakras?

La palabra "chakra" proviene del sánscrito y significa "rueda" o "disco". Los chakras son centros energéticos que giran como vórtices, regulando el flujo de energía vital (Prana) a través de nuestro cuerpo. Son puntos de conexión entre el cuerpo físico y el cuerpo energético, y cada chakra está asociado a funciones físicas, emocionales y espirituales específicas.

Tradicionalmente, se reconocen siete chakras principales, ubicados a lo largo de la columna vertebral, desde la base hasta la coronilla. Cada chakra vibra en una frecuencia específica y se asocia a un color, un elemento y un conjunto de cualidades.

Los Siete Chakras Principales

1. Chakra Raíz (Muladhara):

Ubicación: Base de la columna vertebral, en el perineo.

Color: Rojo.

Elemento: Tierra.

Funciones: Supervivencia, seguridad, estabilidad, conexión con la tierra, vitalidad física.

Desequilibrio: Miedo, inseguridad, ansiedad, problemas financieros, dolores de espalda, problemas de circulación.

2. Chakra Sacral (Svadhisthana):

Ubicación: Bajo abdomen, debajo del ombligo.

Color: Naranja.

Elemento: Agua.

Funciones: Creatividad, sexualidad, placer, emociones, relaciones.

Desequilibrio: Problemas emocionales, bloqueos creativos, adicciones, problemas sexuales, dolores menstruales.

3. Chakra Plexo Solar (Manipura):

Ubicación: Zona del estómago, encima del ombligo.

Color: Amarillo.

Elemento: Fuego.

Funciones: Voluntad, poder personal, autoestima, confianza, digestión.

Desequilibrio: Baja autoestima, falta de confianza, problemas digestivos, control, ira.

4. Chakra Cardíaco (Anahata):

Ubicación: Centro del pecho.

Color: Verde.
Elemento: Aire.
Funciones: Amor, compasión, empatía, perdón, relaciones.
Desequilibrio: Dolor emocional, aislamiento, dificultad para amar y perdonar, problemas cardíacos, respiratorios.

5. Chakra Laríngeo (Vishuddha):
Ubicación: Garganta.
Color: Azul.
Elemento: Éter.
Funciones: Comunicación, expresión creativa, autenticidad.
Desequilibrio: Problemas de comunicación, timidez, mentiras, problemas de garganta, tiroides.

6. Chakra Frontal (Ajna):
Ubicación: Entrecejo.
Color: Índigo.
Elemento: Luz.
Funciones: Intuición, sabiduría, visión interior, percepción extrasensorial.
Desequilibrio: Confusión, falta de claridad, dolores de cabeza, problemas de visión.

7. Chakra Coronario (Sahasrara):
Ubicación: Coronilla.
Color: Violeta o blanco.
Elemento: Pensamiento.
Funciones: Conexión espiritual, unidad con el universo, propósito de vida.
Desequilibrio: Desconexión espiritual, falta de propósito, depresión, apatía.

Los Chakras y la Salud

Los chakras funcionan como transformadores de energía, absorbiendo la energía vital del entorno y distribuyéndola a través del cuerpo. Cuando los chakras están equilibrados y fluyen libremente, experimentamos salud, vitalidad y armonía. Sin embargo, cuando un chakra está bloqueado o desequilibrado, puede manifestarse en problemas físicos, emocionales o espirituales.

Los desequilibrios en los chakras pueden originarse por diversos factores, como:

Experiencias traumáticas: Eventos traumáticos del pasado pueden generar bloqueos energéticos en los chakras.

Emociones negativas: El miedo, la ira, la tristeza y otras emociones negativas pueden afectar el flujo de energía en los chakras.

Pensamientos limitantes: Las creencias limitantes y los patrones de pensamiento negativos pueden bloquear la energía de los chakras.

Estilo de vida poco saludable: Una dieta poco saludable, la falta de ejercicio, el estrés y la falta de sueño pueden afectar el equilibrio energético de los chakras.

Equilibrando los Chakras

Existen diversas técnicas para equilibrar los chakras, como:

Meditación: La meditación nos ayuda a calmar la mente y a enfocar la energía en los chakras.

Visualización: Visualizar cada chakra como un vórtice de luz girando en armonía puede ayudar a desbloquearlos y a equilibrar su energía.

Afirmaciones: Repetir afirmaciones positivas relacionadas con cada chakra puede ayudar a fortalecer su energía y a armonizar sus funciones.

Yoga: Las posturas de yoga (asanas) y las técnicas de respiración (pranayama) pueden ayudar a estimular el flujo de energía en los chakras.

Cristales: Los cristales tienen propiedades energéticas específicas que pueden utilizarse para equilibrar los chakras.

Aromaterapia: Los aceites esenciales pueden utilizarse para armonizar la energía de los chakras.

Los chakras son centros energéticos vitales que influyen en nuestro bienestar físico, emocional y espiritual. Comprender el sistema de chakras y aprender a equilibrarlos es fundamental para mantener la salud, la vitalidad y la armonía en nuestra vida.

En los próximos capítulos, exploraremos con mayor profundidad cada chakra, sus funciones, sus desequilibrios y las técnicas para armonizarlos.

Capítulo 13
Equilibrando el Chakra Raíz (Muladhara)

En el capítulo anterior, introdujimos el sistema de chakras y su importancia en nuestro bienestar energético. Ahora, nos enfocaremos en el primer chakra, el Chakra Raíz o Muladhara, explorando sus funciones, desequilibrios y técnicas para equilibrarlo.

El Chakra Raíz: Nuestra Conexión con la Tierra

El Chakra Raíz, ubicado en la base de la columna vertebral, es nuestro centro de conexión con la tierra. Es la base de nuestro sistema energético, proporcionando la estabilidad y la seguridad que necesitamos para afrontar los desafíos de la vida. Se asocia al elemento tierra, al color rojo y a las cualidades de supervivencia, seguridad, estabilidad y vitalidad física.

Cuando el Chakra Raíz está equilibrado, nos sentimos seguros, confiados y arraigados en la realidad. Tenemos una fuerte conexión con nuestro cuerpo y con la naturaleza, y nos sentimos capaces de manifestar nuestras necesidades básicas.

Cuando el Chakra Raíz está desequilibrado, podemos experimentar:

A nivel físico: Fatiga crónica, dolores de espalda, problemas de circulación, obesidad, estreñimiento, problemas en las piernas y pies.

A nivel emocional: Miedo, ansiedad, inseguridad, falta de confianza, apego, avaricia, ira.

A nivel mental: Pensamientos negativos, preocupaciones excesivas, dificultad para concentrarse, sensación de desconexión con la realidad.

Los desequilibrios en el Chakra Raíz pueden originarse por diversos factores, como:

Experiencias traumáticas: Abuso físico o emocional, abandono, accidentes, guerras.

Carencias en la infancia: Falta de seguridad, estabilidad o afecto en la infancia.

Estilo de vida inestable: Mudanzas frecuentes, inestabilidad laboral o financiera, relaciones inestables.

Falta de conexión con la naturaleza: Vivir en entornos urbanos, pasar poco tiempo al aire libre.

Técnicas para Equilibrar el Chakra Raíz

Existen diversas técnicas que podemos utilizar para equilibrar el Chakra Raíz:

Aterramiento: El aterramiento es una técnica fundamental para conectar con la energía de la tierra y enraizar nuestra energía. Podemos practicarlo caminando descalzos sobre la tierra, abrazando un árbol, visualizando raíces que crecen desde nuestros pies hacia el centro de la tierra o utilizando cristales de color rojo o negro.

Ejercicio físico: El ejercicio físico, especialmente al aire libre, nos ayuda a conectar con nuestro cuerpo, liberar tensiones y fortalecer nuestra energía vital.

Yoga: Posturas de yoga como la postura del árbol (Vrksasana), la postura de la montaña (Tadasana) y la postura del guerrero (Virabhadrasana) ayudan a enraizar la energía y a fortalecer el Chakra Raíz.

Meditación: La meditación nos ayuda a calmar la mente, a conectar con nuestro cuerpo y a liberar el miedo y la ansiedad.

Afirmaciones: Repetir afirmaciones positivas como "Estoy seguro y protegido", "Soy fuerte y estable", "Confío en el universo" puede ayudar a reprogramar la mente subconsciente y a fortalecer la energía del Chakra Raíz.

Cristales: Cristales como el granate, la hematita, el jaspe rojo, la turmalina negra y el ónix negro pueden utilizarse para enraizar la energía, proteger el aura y equilibrar el Chakra Raíz.

Aromaterapia: Aceites esenciales como el cedro, el pachulí, el vetiver y el jengibre pueden utilizarse para enraizar la energía, promover la seguridad y la estabilidad.

Alimentación: Consumir alimentos ricos en proteínas, como legumbres, frutos secos y semillas, puede ayudar a fortalecer el Chakra Raíz.

El Chakra Raíz es la base de nuestro sistema energético, proporcionando la estabilidad y la seguridad que necesitamos para vivir una vida plena y equilibrada. Al equilibrar el Chakra Raíz, nos sentimos más conectados con la tierra, con nuestro cuerpo y con nuestra propia fuerza interior. Esto nos permite afrontar los desafíos de la vida con confianza, seguridad y vitalidad.

Capítulo 14
Equilibrando el Chakra Sacral
(Svadhisthana)

Habiendo explorado el Chakra Raíz y su conexión con la tierra, ahora ascendemos a la energía del segundo chakra, el Chakra Sacral o Svadhisthana. Ubicado en el bajo abdomen, este centro energético rige nuestra creatividad, sexualidad, emociones y placer. Acompáñame a descubrir cómo equilibrar este vórtice vital para vivir con mayor plenitud y alegría.

El Chakra Sacral, situado debajo del ombligo, se asocia al elemento agua, al color naranja y a las cualidades de fluidez, movimiento, placer, creatividad y conexión emocional. Es el centro de nuestra energía vital, donde reside nuestra capacidad para experimentar la vida con intensidad y disfrutar de los placeres sensoriales.

Cuando el Chakra Sacral está equilibrado, nos sentimos creativos, pasionales y conectados con nuestras emociones. Disfrutamos de la vida, nos expresamos con libertad y tenemos relaciones interpersonales saludables.

Desequilibrios en el Chakra Sacral

Cuando el Chakra Sacral está desequilibrado, podemos experimentar:

A nivel físico: Problemas en los órganos reproductores, dolores menstruales, problemas urinarios, dolor lumbar, problemas digestivos.

A nivel emocional: Inestabilidad emocional, represión de las emociones, culpa, vergüenza, dependencia emocional, adicciones, baja autoestima.

A nivel mental: Bloqueos creativos, falta de motivación, rigidez mental, pensamientos obsesivos.

Los desequilibrios en el Chakra Sacral pueden originarse por:

Experiencias traumáticas: Abuso sexual, violencia, rechazo, humillación.

Represión de las emociones: No permitirse sentir o expresar las emociones libremente.

Creencias limitantes: Creencias negativas sobre la sexualidad, el placer o el cuerpo.

Estilo de vida sedentario: Falta de movimiento, de contacto con la naturaleza y de expresión creativa.

Técnicas para Equilibrar el Chakra Sacral

Para armonizar la energía del Chakra Sacral, podemos utilizar las siguientes técnicas:

Movimiento y danza: El movimiento libre y la danza nos ayudan a conectar con nuestro cuerpo, liberar tensiones y expresar nuestras emociones.

Conexión con el agua: Bañarse en el mar, en un río o en un lago, o simplemente tomar una ducha consciente, nos ayuda a conectar con la energía del agua y a limpiar el Chakra Sacral.

Expresión creativa: Pintar, escribir, cantar, bailar, tocar un instrumento musical o cualquier otra forma de expresión creativa nos ayuda a liberar bloqueos y a conectar con nuestra energía vital.

Contacto con la naturaleza: Pasar tiempo en la naturaleza, observando la belleza de las flores, los árboles y el agua, nos ayuda a conectar con la energía vital y a armonizar el Chakra Sacral.

Meditación: La meditación nos ayuda a calmar la mente, a observar nuestras emociones sin juicio y a conectar con nuestra intuición.

Afirmaciones: Repetir afirmaciones como "Me permito sentir y expresar mis emociones libremente", "Soy creativo y pasional", "Disfruto de la vida y de los placeres sensoriales" puede ayudar a fortalecer la energía del Chakra Sacral.

Cristales: Cristales como la cornalina, la piedra luna, el ámbar y el citrino pueden utilizarse para equilibrar el Chakra Sacral, promover la creatividad y la alegría.

Aromaterapia: Aceites esenciales como el ylang ylang, la naranja, el sándalo y la rosa pueden utilizarse para armonizar el Chakra Sacral, despertar la sensualidad y promover el bienestar emocional.

El Chakra Sacral es la fuente de nuestra creatividad, pasión y placer. Al equilibrar este chakra, nos abrimos a la experiencia de la vida con mayor intensidad y alegría. Nos permitimos sentir y expresar nuestras emociones libremente, conectamos con nuestra creatividad y disfrutamos de las relaciones interpersonales saludables.

Capítulo 15
Equilibrando el Chakra Plexo Solar (Manipura)

Tras explorar la energía creativa y emocional del Chakra Sacral, ascendemos ahora hacia el centro de nuestro poder personal: el Chakra Plexo Solar o Manipura. Ubicado en la zona del estómago, este vórtice energético rige nuestra voluntad, autoestima, confianza y capacidad de acción. Acompáñame a descubrir cómo equilibrar este centro vital para manifestar tu verdadero potencial.

El Chakra Plexo Solar se encuentra en la zona del plexo solar, encima del ombligo. Se asocia al elemento fuego, al color amarillo y a las cualidades de voluntad, poder personal, autoestima, confianza, transformación y acción. Es el centro de nuestra fuerza interior, donde reside nuestra capacidad para tomar decisiones, establecer límites y alcanzar nuestras metas.

Cuando el Chakra Plexo Solar está equilibrado, nos sentimos seguros de nosotros mismos, confiamos en nuestras capacidades y tenemos la energía y la determinación para perseguir nuestros sueños. Nos sentimos empoderados para tomar las riendas de nuestra vida y manifestar nuestros deseos.

Desequilibrios en el Chakra Plexo Solar

Cuando el Chakra Plexo Solar está desequilibrado, podemos experimentar:

A nivel físico: Problemas digestivos, úlceras, diabetes, problemas hepáticos, pancreatitis, fatiga crónica.

A nivel emocional: Baja autoestima, falta de confianza, miedo al fracaso, perfeccionismo, control excesivo, ira, resentimiento.

A nivel mental: Pensamientos obsesivos, dificultad para tomar decisiones, mentalidad rígida, falta de motivación.

Los desequilibrios en el Chakra Plexo Solar pueden originarse por:

Experiencias de humillación o fracaso: Situaciones que han dañado nuestra autoestima o nos han hecho sentir impotentes.

Críticas y juicios negativos: Haber sido sometidos a críticas constantes o juicios negativos durante la infancia o en la vida adulta.

Control excesivo: Intentar controlar todos los aspectos de la vida, lo que genera estrés y ansiedad.

Represión de la ira: No permitirse expresar la ira de forma saludable, lo que puede generar resentimiento y bloqueos energéticos.

Técnicas para Equilibrar el Chakra Plexo Solar

Para armonizar la energía del Chakra Plexo Solar, podemos utilizar las siguientes técnicas:

Afirmaciones: Repetir afirmaciones como "Soy fuerte y capaz", "Confío en mi poder interior", "Me amo y me acepto tal como soy", "Tengo el control de mi vida".

Ejercicio físico: El ejercicio físico, especialmente las artes marciales o el yoga, nos ayuda a fortalecer nuestro cuerpo, aumentar nuestra energía y desarrollar la disciplina.

Expresión de la ira: Aprender a expresar la ira de forma saludable, a través de la escritura, el ejercicio físico o la terapia, nos ayuda a liberar bloqueos energéticos.

Toma de decisiones: Tomar decisiones conscientes y asumir la responsabilidad de nuestras acciones nos ayuda a fortalecer el Chakra Plexo Solar.

Establecer límites: Aprender a decir "no" y a establecer límites saludables en nuestras relaciones nos ayuda a proteger nuestra energía y a fortalecer nuestra autoestima.

Meditación: La meditación nos ayuda a calmar la mente, a conectar con nuestro poder interior y a liberar el miedo y la inseguridad.

Visualización: Visualizar el Chakra Plexo Solar como un sol radiante que irradia energía y confianza puede ayudar a fortalecer este centro energético.

Cristales: Cristales como el citrino, el ojo de tigre, el ámbar y la pirita pueden utilizarse para equilibrar el Chakra Plexo Solar, aumentar la autoestima y promover la confianza.

Aromaterapia: Aceites esenciales como el limón, el romero, la menta y el jengibre pueden utilizarse para energizar el Chakra Plexo Solar, promover la claridad mental y estimular la acción.

El Chakra Plexo Solar es el centro de nuestro poder personal, donde reside nuestra capacidad para manifestar nuestros deseos y alcanzar nuestras metas. Al equilibrar este chakra, nos sentimos seguros de nosotros mismos, confiamos en nuestras capacidades y tenemos la energía y la determinación para crear la vida que deseamos.

Capítulo 16
Equilibrando el Chakra Cardíaco (Anahata)

Tras explorar el centro de poder personal que reside en el Chakra Plexo Solar, nos adentramos ahora en el reino del amor y la compasión: el Chakra Cardíaco o Anahata. Ubicado en el centro del pecho, este vórtice energético rige nuestras relaciones, nuestra capacidad de amar y de conectar con los demás. Acompáñame a descubrir cómo equilibrar este centro vital para vivir con el corazón abierto y experimentar la plenitud del amor incondicional.

El Chakra Cardíaco se encuentra en el centro del pecho, a la altura del corazón. Se asocia al elemento aire, al color verde y a las cualidades de amor, compasión, empatía, perdón, gratitud y conexión. Es el puente entre los chakras inferiores (físicos) y los chakras superiores (espirituales), uniendo la materia con el espíritu.

Cuando el Chakra Cardíaco está equilibrado, nos sentimos amados y capaces de amar incondicionalmente. Experimentamos la compasión, la empatía y la conexión profunda con los demás. Nos sentimos en paz con nosotros mismos y con el mundo que nos rodea.

Desequilibrios en el Chakra Cardíaco

Cuando el Chakra Cardíaco está desequilibrado, podemos experimentar:

A nivel físico: Problemas cardíacos, problemas respiratorios, asma, alergias, problemas en el sistema inmunitario, dolor en el pecho y en la espalda.

A nivel emocional: Tristeza, dolor emocional, soledad, aislamiento, dependencia emocional, dificultad para amar y perdonar, rencor, amargura.

A nivel mental: Pensamientos negativos sobre uno mismo y los demás, crítica, juicio, falta de confianza en las relaciones.

Los desequilibrios en el Chakra Cardíaco pueden originarse por:

Experiencias de pérdida y dolor: Pérdida de un ser querido, rupturas amorosas, traiciones, decepciones.

Falta de amor propio: No aceptarse a sí mismo, sentirse indigno de amor o tener una baja autoestima.

Dificultad para expresar emociones: Reprimir las emociones, especialmente el amor y la tristeza.

Miedo al compromiso: Miedo a la intimidad, a la vulnerabilidad o al rechazo en las relaciones.

Técnicas para Equilibrar el Chakra Cardíaco

Para armonizar la energía del Chakra Cardíaco, podemos utilizar las siguientes técnicas:

Amor propio: Cultivar el amor propio, aceptarse a sí mismo incondicionalmente y practicar la autocompasión.

Perdón: Perdonar a los demás y a uno mismo, liberando el rencor y la amargura.

Gratitud: Practicar la gratitud por las cosas buenas de la vida, cultivando una actitud positiva y apreciativa.

Conexión con la naturaleza: Pasar tiempo en la naturaleza, rodeado de la belleza y la armonía del mundo natural.

Dar y recibir amor: Expresar amor a los demás, a través de palabras, acciones y afecto, y permitirse recibir amor.

Meditación: La meditación nos ayuda a calmar la mente, a conectar con nuestro corazón y a cultivar la compasión y la empatía.

Afirmaciones: Repetir afirmaciones como "Me amo y soy amado", "Soy digno de amor", "Mi corazón está abierto al amor", "Perdonar y me perdono".

Yoga: Posturas de yoga que abren el pecho, como la postura del camello (Ustrasana), la postura del pez (Matsyasana) y la postura del cobra (Bhujangasana), ayudan a activar la energía del Chakra Cardíaco.

Cristales: Cristales como el cuarzo rosa, la aventurina verde, la esmeralda y la rodonita pueden utilizarse para equilibrar el Chakra Cardíaco, promover el amor, la compasión y la sanación emocional.

Aromaterapia: Aceites esenciales como la rosa, el geranio, el neroli y la lavanda pueden utilizarse para armonizar el Chakra Cardíaco, calmar las emociones y promover la paz interior.

El Chakra Cardíaco es el centro del amor, la compasión y la conexión humana. Al equilibrar este chakra, nos abrimos a la experiencia del amor incondicional, la empatía y la paz interior. Nos conectamos con los demás desde el corazón, cultivando relaciones saludables y significativas.

Capítulo 17
Equilibrando el Chakra Laríngeo
(Vishuddha)

Habiendo explorado el centro del amor y la compasión en el Chakra Cardíaco, ascendemos ahora hacia la garganta, donde reside el Chakra Laríngeo o Vishuddha. Este vórtice energético rige nuestra comunicación, expresión creativa y autenticidad. Acompáñame a descubrir cómo equilibrar este centro para comunicarnos con claridad, expresarnos con libertad y vivir en nuestra verdad.

El Chakra Laríngeo: La Voz del Corazón

El Chakra Laríngeo se encuentra en la garganta, a la altura de la glándula tiroides. Se asocia al elemento éter, al color azul y a las cualidades de comunicación, expresión, creatividad, autenticidad y escucha. Es el centro de nuestra expresión verbal y no verbal, a través del cual manifestamos nuestra verdad interior.

Cuando el Chakra Laríngeo está equilibrado, nos comunicamos con claridad y asertividad. Expresamos nuestras ideas, emociones y creatividad con libertad y autenticidad. Somos capaces de escuchar con atención y empatía, y nos expresamos con honestidad y respeto.

Desequilibrios en el Chakra Laríngeo

Cuando el Chakra Laríngeo está desequilibrado, podemos experimentar:

A nivel físico: Problemas de garganta, dolor de garganta, afonía, problemas de tiroides, dolor de cuello y hombros, problemas de audición.

A nivel emocional: Timidez, dificultad para expresar las emociones, miedo a hablar en público, mentiras, secretos, chisme.

A nivel mental: Bloqueos creativos, dificultad para encontrar las palabras adecuadas, pensamientos confusos, falta de claridad mental.

Los desequilibrios en el Chakra Laríngeo pueden originarse por:

Experiencias de represión: Haber sido silenciados o criticados por expresar nuestras opiniones o emociones en la infancia.

Miedo al juicio: Miedo a ser juzgados, rechazados o ridiculizados por lo que decimos o cómo nos expresamos.

Falta de confianza en uno mismo: Dudar de nuestras capacidades, de nuestro valor o de nuestra verdad.

Comunicación deshonesta: Mentir, ocultar la verdad o hablar mal de los demás.

Técnicas para Equilibrar el Chakra Laríngeo

Para armonizar la energía del Chakra Laríngeo, podemos utilizar las siguientes técnicas:

Hablar con autenticidad: Expresar nuestras opiniones, ideas y emociones con honestidad y respeto.

Escucha activa: Prestar atención a lo que los demás dicen, con empatía y sin interrupciones.

Cantar: Cantar libera tensiones en la garganta y nos ayuda a conectar con nuestra voz y nuestra expresión.

Escribir: Escribir en un diario, escribir poesía o simplemente plasmar nuestros pensamientos en un papel nos ayuda a clarificar nuestras ideas y a expresarnos con mayor libertad.

Comunicación no violenta: Aprender a comunicarnos de forma clara, asertiva y empática, sin juzgar ni criticar.

Meditación: La meditación nos ayuda a calmar la mente, a conectar con nuestra voz interior y a expresarnos con autenticidad.

Afirmaciones: Repetir afirmaciones como "Me expreso con claridad y confianza", "Mi voz es poderosa y auténtica", "Escucho con atención y empatía", "Honro mi verdad".

Yoga: Posturas de yoga que estiran el cuello y la garganta, como la postura del pez (Matsyasana), la postura de la vela (Sarvangasana) y la postura del arado (Halasana), ayudan a activar la energía del Chakra Laríngeo.

Cristales: Cristales como la turquesa, el lapislázuli, la sodalita y el aguamarina pueden utilizarse para equilibrar el Chakra Laríngeo, promover la comunicación clara y la expresión auténtica.

Aromaterapia: Aceites esenciales como la menta, el eucalipto, la lavanda y la manzanilla pueden utilizarse para armonizar el Chakra Laríngeo, liberar tensiones en la garganta y promover la claridad mental.

El Chakra Laríngeo es la voz de nuestro corazón, el centro de nuestra expresión y nuestra autenticidad. Al equilibrar este chakra, nos comunicamos con claridad, expresamos nuestra verdad con libertad y nos abrimos a la escucha profunda y empática.

Capítulo 18
Equilibrando el Chakra Frontal (Ajna)

Tras explorar la energía de la comunicación y la expresión en el Chakra Laríngeo, ascendemos ahora hacia el centro de la intuición y la sabiduría: el Chakra Frontal o Ajna, también conocido como el "Tercer Ojo". Ubicado en el entrecejo, este vórtice energético rige nuestra percepción, intuición, visión interior y conexión con la sabiduría superior. Acompáñame a descubrir cómo equilibrar este centro para despertar tu intuición, acceder a tu sabiduría interior y expandir tu consciencia.

El Chakra Frontal: El Ojo de la Intuición

El Chakra Frontal se encuentra en el centro de la frente, entre las cejas. Se asocia al elemento luz, al color índigo y a las cualidades de intuición, sabiduría, visión interior, claridad mental, percepción extrasensorial y conexión espiritual. Es el centro de nuestra percepción sutil, donde reside nuestra capacidad para ver más allá de lo físico y acceder a dimensiones superiores de consciencia.

Cuando el Chakra Frontal está equilibrado, experimentamos una mayor claridad mental, intuición aguda y conexión con nuestra sabiduría interior. Nos guiamos por nuestra intuición, tomamos decisiones con discernimiento y nos abrimos a la percepción de realidades más sutiles.

Desequilibrios en el Chakra Frontal

Cuando el Chakra Frontal está desequilibrado, podemos experimentar:

A nivel físico: Dolores de cabeza, migrañas, problemas de visión, sinusitis, mareos.

A nivel emocional: Confusión, falta de claridad, dificultad para tomar decisiones, miedo al futuro, apego a las creencias limitantes.

A nivel mental: Pensamientos obsesivos, pesadillas, dificultad para concentrarse, falta de inspiración, bloqueos creativos.

Los desequilibrios en el Chakra Frontal pueden originarse por:

Falta de conexión con la intuición: Ignorar o desconfiar de la voz interior, basándose únicamente en la lógica y el razonamiento.

Exceso de información: Sobrecarga mental, exposición constante a estímulos externos que dificultan la concentración y la conexión con la intuición.

Miedo a lo desconocido: Resistencia a explorar nuevas ideas, creencias o perspectivas, aferrándose a lo conocido y familiar.

Bloqueos emocionales: Emociones reprimidas o no resueltas que nublan la claridad mental y dificultan la conexión con la intuición.

Técnicas para Equilibrar el Chakra Frontal

Para armonizar la energía del Chakra Frontal, podemos utilizar las siguientes técnicas:

Meditación: La meditación nos ayuda a aquietar la mente, a conectar con nuestra intuición y a acceder a la sabiduría interior.

Visualización: Visualizar el Chakra Frontal como un ojo que se abre a la luz, permitiéndonos ver con claridad y percibir las realidades sutiles.

Contemplación: Reflexionar sobre preguntas profundas, explorar nuevas ideas y perspectivas, y buscar la sabiduría en la vida cotidiana.

Conexión con la naturaleza: Pasar tiempo en la naturaleza, observando la belleza y la perfección del mundo natural, nos ayuda a expandir nuestra consciencia y a conectar con la sabiduría universal.

Desarrollo de la intuición: Prestar atención a las señales sutiles, los sueños, las corazonadas y las sincronicidades.

Afirmaciones: Repetir afirmaciones como "Confío en mi intuición", "Veo con claridad", "Estoy conectado con mi sabiduría interior", "Me abro a la guía divina".

Yoga: Posturas de yoga que estimulan el flujo de energía hacia la cabeza, como la postura del niño (Balasana), la postura de la cabeza a la rodilla (Janu Sirsasana) y la postura del delfín (Ardha Pincha Mayurasana), ayudan a activar la energía del Chakra Frontal.

Cristales: Cristales como la amatista, el lapislázuli, la sodalita y el cuarzo transparente pueden utilizarse para equilibrar el Chakra Frontal, promover la intuición, la sabiduría y la claridad mental.

Aromaterapia: Aceites esenciales como la lavanda, el incienso, el sándalo y la menta pueden utilizarse para armonizar el Chakra Frontal, calmar la mente y promover la concentración.

El Chakra Frontal es el ojo de la intuición, la puerta de entrada a la sabiduría interior y a la conexión con la consciencia superior. Al equilibrar este chakra, despertamos nuestra intuición, accedemos a nuestra sabiduría interior y nos abrimos a la percepción de realidades más profundas y significativas.

Capítulo 19
Equilibrando el Chakra Coronario (Sahasrara)

Habiendo explorado el centro de la intuición y la sabiduría en el Chakra Frontal, culminamos nuestro ascenso por el sistema energético llegando al Chakra Coronario o Sahasrara. Ubicado en la coronilla, este vórtice energético es la puerta de entrada a la conexión espiritual, la unidad con el universo y el despertar de la consciencia. Acompáñame a descubrir cómo equilibrar este centro para experimentar la plenitud de la conexión divina y vivir en armonía con el cosmos.

El Chakra Coronario: Conexión con lo Divino

El Chakra Coronario se encuentra en la coronilla, en la parte superior de la cabeza. Se asocia al elemento pensamiento, al color violeta o blanco y a las cualidades de conexión espiritual, unidad, trascendencia, iluminación, fe y propósito de vida. Es el centro de nuestra conexión con lo divino, donde reside nuestra esencia espiritual y nuestra capacidad para experimentar la unidad con el universo.

Cuando el Chakra Coronario está equilibrado, nos sentimos conectados con una fuerza superior, experimentamos la paz interior y la armonía con el cosmos. Vivimos con propósito, confiando en el flujo de la vida y en la sabiduría del universo.

Desequilibrios en el Chakra Coronario

Cuando el Chakra Coronario está desequilibrado, podemos experimentar:

A nivel físico: Dolores de cabeza, migrañas, sensibilidad a la luz y al sonido, problemas de sueño, fatiga crónica.

A nivel emocional: Depresión, ansiedad, falta de propósito, desesperanza, aislamiento, sentimiento de vacío existencial.

A nivel mental: Confusión, dificultad para concentrarse, pensamientos obsesivos, creencias limitantes, dogmatismo, fanatismo.

Los desequilibrios en el Chakra Coronario pueden originarse por:

Desconexión espiritual: Falta de conexión con una fuerza superior, materialismo, escepticismo, cinismo.

Experiencias traumáticas: Eventos que han generado una crisis de fe o han puesto en duda el sentido de la vida.

Apego al ego: Identificación excesiva con el ego, lo que genera separación y dificulta la conexión con la unidad.

Miedo a la muerte: Ansiedad ante la idea de la muerte, lo que puede bloquear la energía del Chakra Coronario.

Técnicas para Equilibrar el Chakra Coronario

Para armonizar la energía del Chakra Coronario, podemos utilizar las siguientes técnicas:

Meditación: La meditación profunda nos ayuda a aquietar la mente, a conectar con nuestra esencia espiritual y a experimentar la unidad con el universo.

Oración y contemplación: Conectar con una fuerza superior a través de la oración, la meditación o la contemplación de la naturaleza.

Prácticas espirituales: Participar en prácticas espirituales que nos conecten con lo divino, como el yoga, el reiki, el tai chi o la meditación.

Vivir con propósito: Encontrar un propósito en la vida, algo que nos inspire y nos motive a dar lo mejor de nosotros mismos.

Servicio a los demás: Ayudar a los demás desinteresadamente, ofreciendo nuestro tiempo, energía o recursos.

Gratitud: Practicar la gratitud por todas las bendiciones de la vida, cultivando una actitud de aprecio y abundancia.

Afirmaciones: Repetir afirmaciones como "Estoy conectado con lo divino", "Soy uno con el universo", "Vivo con propósito y gratitud", "Confío en la sabiduría del universo".

Yoga: Posturas de yoga que invierten el flujo de energía, como la postura de la vela (Sarvangasana) y la postura de la cabeza (Sirsasana), ayudan a activar la energía del Chakra Coronario.

Cristales: Cristales como la amatista, el cuarzo transparente, la selenita y el diamante pueden utilizarse para equilibrar el Chakra Coronario, promover la conexión espiritual y la iluminación.

Aromaterapia: Aceites esenciales como el incienso, la mirra, el loto y el sándalo pueden utilizarse para armonizar el Chakra Coronario, elevar la vibración y promover la conexión espiritual.

El Chakra Coronario es la puerta de entrada a la conexión espiritual, la unidad con el universo y el despertar de la consciencia. Al equilibrar este chakra, experimentamos la plenitud de la conexión divina, vivimos con propósito y nos abrimos a la sabiduría y el amor incondicional del cosmos.

Capítulo 20
Despertando la Energía Kundalini

Habiendo explorado los siete chakras principales y cómo equilibrarlos, nos adentramos ahora en un tema fascinante y poderoso: la energía Kundalini. Esta energía latente reside en la base de la columna vertebral y, al despertar, asciende por los chakras, desplegando nuestro potencial espiritual y llevando a una transformación profunda. Acompáñame a descubrir la naturaleza de Kundalini y cómo despertarla de forma segura y responsable.

Kundalini: La Energía Divina Dormida

Kundalini es una palabra sánscrita que significa "enroscada". Se la describe como una energía primordial, una fuerza vital latente que reside en la base de la columna vertebral, en el Chakra Raíz. Se la representa como una serpiente enroscada tres veces y media, dormida en la base de la columna.

Cuando Kundalini despierta, asciende por la columna vertebral, activando cada chakra a su paso. Este proceso puede generar experiencias intensas, tanto físicas como emocionales y espirituales, llevando a una transformación profunda de la consciencia y a una mayor conexión con lo divino.

El Despertar de Kundalini

El despertar de Kundalini puede ocurrir de forma espontánea o a través de prácticas específicas, como la meditación, el yoga Kundalini o el tantra. No se trata de un proceso que deba forzarse, sino que debe ocurrir de forma natural y gradual, a medida que la persona está preparada para integrar esta poderosa energía.

Cuando Kundalini asciende por la columna, puede generar diversas experiencias, como:

Sensaciones físicas: Calor o frío intenso, hormigueo, vibraciones, movimientos involuntarios del cuerpo.

Emociones intensas: Liberación de emociones reprimidas, experiencias de éxtasis o de profunda tristeza.

Apertura de la percepción: Aumento de la intuición, visiones, experiencias místicas.

Transformación de la consciencia: Mayor claridad mental, comprensión profunda de la realidad, despertar espiritual.

Beneficios del Despertar de Kundalini

El despertar de Kundalini puede llevar a una transformación profunda en todos los niveles del ser:

Sanación física: Liberación de bloqueos energéticos, mejora de la salud física y vitalidad.

Equilibrio emocional: Liberación de emociones reprimidas, mayor estabilidad emocional y paz interior.

Claridad mental: Aumento de la concentración, la creatividad y la intuición.

Despertar espiritual: Conexión profunda con lo divino, experiencia de unidad con el universo, despertar de la consciencia.

Realización del potencial: Despliegue del potencial creativo, espiritual y personal.

Precauciones y Recomendaciones

El despertar de Kundalini es un proceso poderoso que debe abordarse con respeto y responsabilidad. Algunas recomendaciones importantes son:

Preparación: Es fundamental preparar el cuerpo y la mente a través de la meditación, el yoga o otras prácticas espirituales.

Guía: Es recomendable buscar la guía de un maestro experimentado en Kundalini yoga o tantra.

Paciencia: El despertar de Kundalini es un proceso gradual que requiere paciencia y perseverancia.

Integración: Es importante integrar las experiencias que surgen durante el despertar de Kundalini, dándoles un sentido y una dirección.

Cuidado personal: Mantener un estilo de vida saludable, con una alimentación equilibrada, ejercicio físico y descanso adecuado.

Kundalini es una energía poderosa que reside en nuestro interior, esperando ser despertada para desplegar nuestro potencial espiritual y llevarnos a una transformación profunda. Al abordar este proceso con respeto, responsabilidad y guía adecuada, podemos experimentar la plenitud de la conexión divina y vivir en armonía con el cosmos.

Capítulo 21
Integrando los Chakras para el Equilibrio Energético

En los capítulos anteriores, exploramos cada uno de los siete chakras principales, sus funciones y las técnicas para equilibrarlos individualmente. Ahora, daremos un paso más allá y nos enfocaremos en la integración de todos los chakras, buscando la armonía y el equilibrio en todo el sistema energético.

La Danza de los Chakras

Los chakras no funcionan de forma aislada, sino que están interconectados y se influyen mutuamente. Imaginemos los chakras como una orquesta: cada instrumento tiene su propia melodía, pero es la armonía entre todos ellos lo que crea la sinfonía. De la misma manera, cada chakra tiene su función específica, pero es la integración de todos ellos lo que nos permite experimentar la plenitud del ser.

Cuando todos los chakras están equilibrados y fluyen en armonía, experimentamos:

Salud y vitalidad: La energía fluye libremente por todo el cuerpo, nutriendo cada célula y órgano.

Equilibrio emocional: Nos sentimos estables emocionalmente, capaces de gestionar nuestras emociones y relacionarnos con los demás de forma saludable.

Claridad mental: Nuestra mente está clara y enfocada, podemos tomar decisiones con discernimiento y expresar nuestras ideas con claridad.

Conexión espiritual: Nos sentimos conectados con nuestra esencia divina, con el universo y con nuestro propósito de vida.

Paz interior: Experimentamos una profunda sensación de paz interior, armonía y bienestar.

Técnicas para Integrar los Chakras

Existen diversas técnicas que podemos utilizar para integrar los chakras y promover el equilibrio energético:

Meditación: La meditación nos ayuda a conectar con cada chakra, observar su energía y promover su armonía. Podemos visualizar los siete chakras como vórtices de luz girando en sincronía, conectados por un canal central de energía que recorre la columna vertebral.

Yoga: El yoga, con sus posturas (asanas) y técnicas de respiración (pranayama), nos ayuda a estimular el flujo de energía en los chakras y a promover su integración. Existen secuencias de yoga específicas para equilibrar los chakras, como el saludo al sol (Surya Namaskar) y las posturas de flexión hacia atrás.

Visualización: Podemos visualizar una cascada de luz que fluye desde el Chakra Coronario hacia el Chakra Raíz, limpiando y equilibrando cada chakra a su paso. También podemos visualizar los colores de cada chakra, imaginando que se expanden y se fusionan, creando un arco iris de luz que recorre nuestro cuerpo.

Afirmaciones: Podemos utilizar afirmaciones que integren las cualidades de todos los chakras, como: "Soy un ser completo y equilibrado", "Mis chakras están en armonía", "Fluyo en amor, paz y sabiduría".

Cristales: Podemos utilizar un conjunto de cristales que representen los siete chakras, colocándolos sobre el cuerpo durante la meditación o llevándolos como amuletos.

Aromaterapia: Podemos utilizar una mezcla de aceites esenciales que representen los siete chakras, difundiéndolos en el ambiente o aplicándolos en el cuerpo durante un masaje.

Música: La música puede ser una herramienta poderosa para armonizar los chakras. Podemos escuchar música relajante con sonidos de la naturaleza, música clásica o música con frecuencias específicas que activen los chakras.

Danza: La danza libre y expresiva nos ayuda a conectar con nuestro cuerpo y a liberar bloqueos energéticos, promoviendo la integración de los chakras.

La integración de los chakras es un proceso continuo que nos invita a conectar con todas las dimensiones de nuestro ser: física, emocional, mental y espiritual. Al buscar la armonía y el equilibrio en todo el sistema energético, experimentamos la plenitud de la salud, la paz interior y la conexión con lo divino.

Capítulo 22
Limpiando el Aura

Hasta ahora, hemos explorado en profundidad el sistema de chakras, su importancia en nuestro bienestar energético y las técnicas para equilibrarlos. En este capítulo, nos adentraremos en el mundo de la limpieza energética, comenzando por aprender a limpiar el aura, ese campo energético que nos rodea y que puede verse afectado por las energías del entorno.

El Aura: Un Campo Energético Vulnerable

Como vimos en el capítulo 2, el aura es un campo energético que rodea nuestro cuerpo físico, como un manto luminoso que refleja nuestra vitalidad, emociones y estado espiritual. Esta capa energética nos protege de las influencias externas, pero también puede absorber energías densas o negativas del entorno, lo que puede generar desequilibrios y afectar nuestro bienestar.

Las energías densas pueden provenir de diversas fuentes, como:

Personas: Interactuar con personas negativas, estresadas o enfermas.

Lugares: Visitar lugares con una carga energética densa, como hospitales, cementerios o lugares donde han ocurrido eventos traumáticos.

Emociones: Nuestras propias emociones negativas, como el miedo, la ira o la tristeza, también pueden generar una acumulación de energía densa en el aura.

Pensamientos: Los pensamientos negativos y las creencias limitantes también pueden afectar la vibración del aura.

Señales de un Aura con Energía Densa

Cuando nuestra aura está cargada con energía densa, podemos experimentar:

Cansancio y fatiga: Sentirse agotado sin razón aparente.

Malestar emocional: Irritabilidad, ansiedad, tristeza, cambios de humor.

Dolores físicos: Dolores de cabeza, tensión muscular, malestar general.

Bloqueos mentales: Dificultad para concentrarse, pensamientos negativos recurrentes.

Sensación de pesadez: Sentirse pesado, sin energía, como si lleváramos una carga invisible.

Técnicas para Limpiar el Aura

Existen diversas técnicas que podemos utilizar para limpiar el aura y liberarla de las energías densas:

Baño de sal marina: La sal marina tiene propiedades purificadoras que ayudan a eliminar las energías negativas. Podemos añadir un puñado de sal marina al agua de la bañera o ducha y visualizar cómo la sal absorbe la energía densa de nuestro cuerpo.

Defumación: La defumación es una técnica ancestral que utiliza el humo de hierbas sagradas para limpiar y purificar el aura. Podemos utilizar salvia blanca, palo santo, incienso o otras hierbas con propiedades purificadoras. Se enciende la hierba y se pasa el humo alrededor del cuerpo, visualizando cómo la energía densa se disipa.

Visualización: Podemos visualizar una luz blanca o dorada que nos envuelve, limpiando y purificando el aura. Podemos imaginar que la luz disuelve las energías densas y las transforma en luz.

Cristales: Algunos cristales, como el cuarzo transparente, la selenita y la amatista, tienen propiedades purificadoras que ayudan a limpiar el aura. Podemos colocar estos cristales sobre el cuerpo durante la meditación o llevarlos como amuletos.

Conexión con la naturaleza: Pasar tiempo en la naturaleza, rodeados de árboles, plantas y agua, nos ayuda a limpiar y revitalizar el aura. Podemos abrazar un árbol, caminar descalzos sobre la tierra o meditar junto a un río o cascada.

Consejos para Mantener el Aura Limpia

Además de utilizar estas técnicas de limpieza, podemos seguir algunos consejos para mantener el aura limpia y protegida:

Ser conscientes de nuestras emociones: Observar nuestras emociones y liberar las energías negativas a través de la expresión creativa, el ejercicio físico o la meditación.

Cultivar pensamientos positivos: Reemplazar los pensamientos negativos por afirmaciones positivas y creencias empoderadoras.

Proteger el aura: Utilizar técnicas de protección energética, como la visualización de un escudo de luz o el uso de amuletos.

Elegir nuestro entorno: Ser conscientes de los lugares que visitamos y las personas con las que interactuamos, evitando aquellos que nos drenan energéticamente.

Limpiar el aura es una práctica esencial para mantener nuestro campo energético libre de energías densas y negativas. Al utilizar las técnicas de limpieza energética, podemos revitalizar nuestra energía, mejorar nuestro bienestar emocional y fortalecer nuestra protección energética.

Capítulo 23
Limpiando los Chakras

En el capítulo anterior, aprendimos a limpiar el aura, ese campo energético que nos rodea. Ahora, nos adentraremos en la limpieza de los chakras, esos vórtices de energía que regulan el flujo de energía vital en nuestro cuerpo. Mantener los chakras limpios y desbloqueados es esencial para asegurar un flujo de energía armónico y promover la salud y el bienestar.

Los Chakras: Susceptibles a Bloqueos Energéticos

Como vimos en el capítulo 12, los chakras son centros energéticos que vibran y giran como vórtices, absorbiendo y distribuyendo la energía vital. Sin embargo, diversos factores pueden afectar su funcionamiento óptimo, generando bloqueos o desequilibrios que se manifiestan en diferentes niveles del ser.

Algunos factores que pueden bloquear los chakras son:

Emociones negativas: El miedo, la ira, la tristeza, la culpa y otras emociones negativas pueden estancar la energía en los chakras.

Pensamientos limitantes: Las creencias limitantes, los patrones de pensamiento negativos y las dudas pueden bloquear el flujo de energía.

Experiencias traumáticas: Eventos traumáticos del pasado pueden generar bloqueos energéticos en los chakras.

Estilo de vida poco saludable: La mala alimentación, la falta de ejercicio, el estrés y la falta de sueño pueden afectar el equilibrio de los chakras.

Señales de Bloqueos en los Chakras

Cada chakra, al estar asociado a funciones específicas, manifiesta señales particulares cuando se encuentra bloqueado:

Chakra Raíz: Miedo, inseguridad, ansiedad, problemas financieros, dolores de espalda.

Chakra Sacral: Problemas emocionales, bloqueos creativos, adicciones, problemas sexuales.

Chakra Plexo Solar: Baja autoestima, falta de confianza, problemas digestivos, ira.

Chakra Cardíaco: Dolor emocional, aislamiento, dificultad para amar y perdonar, problemas cardíacos.

Chakra Laríngeo: Problemas de comunicación, timidez, mentiras, problemas de garganta.

Chakra Frontal: Confusión, falta de claridad, dolores de cabeza, problemas de visión.

Chakra Coronario: Desconexión espiritual, falta de propósito, depresión.

Técnicas para Limpiar los Chakras

Existen diversas técnicas que podemos utilizar para limpiar y desbloquear los chakras:

Meditación: La meditación nos ayuda a conectar con cada chakra, observar su energía y liberar bloqueos. Podemos visualizar cada chakra como un vórtice de luz girando en armonía, liberando cualquier energía estancada.

Visualización: Podemos visualizar una luz blanca o dorada que fluye a través de cada chakra, limpiando y purificando su energía. También podemos visualizar el color asociado a cada chakra, imaginando que se intensifica y brilla con fuerza.

Afirmaciones: Podemos utilizar afirmaciones positivas específicas para cada chakra, reafirmando su función y liberando cualquier bloqueo. Por ejemplo, para el Chakra Cardíaco, podemos repetir: "Mi corazón está abierto al amor y la compasión".

Cristales: Cada chakra tiene cristales asociados que pueden utilizarse para limpiar y equilibrar su energía. Podemos colocar los cristales sobre el chakra correspondiente durante la meditación o llevarlos como amuletos.

Aromaterapia: Los aceites esenciales también pueden utilizarse para limpiar y equilibrar los chakras. Podemos aplicar los aceites esenciales diluidos en el chakra correspondiente o difundirlos en el ambiente.

Sonidos: Los cuencos tibetanos, las campanas y otros instrumentos que emiten sonidos con frecuencias específicas pueden utilizarse para limpiar y armonizar los chakras.

Consejos para Mantener los Chakras Limpios

Además de utilizar estas técnicas de limpieza, podemos seguir algunos consejos para mantener los chakras limpios y equilibrados:

Observar nuestras emociones: Prestar atención a nuestras emociones y liberar las energías negativas a través de la expresión creativa, el ejercicio físico o la meditación.

Cultivar pensamientos positivos: Reemplazar los pensamientos negativos por afirmaciones positivas y creencias empoderadoras.

Llevar un estilo de vida saludable: Alimentarse de forma saludable, hacer ejercicio regularmente, dormir lo suficiente y gestionar el estrés.

Conectar con la naturaleza: Pasar tiempo en la naturaleza nos ayuda a recargar nuestra energía y a limpiar los chakras.

Limpiar los chakras es fundamental para mantener un flujo de energía armónico en nuestro cuerpo y promover la salud y el bienestar. Al utilizar las técnicas de limpieza energética, podemos liberar bloqueos, equilibrar la energía de los chakras y vivir con mayor vitalidad y plenitud.

Capítulo 24
Limpieza Energética de Ambientes

En los capítulos anteriores, aprendimos a limpiar nuestra aura y nuestros chakras, es decir, nuestro campo energético personal. Ahora, ampliaremos nuestro enfoque hacia la limpieza energética de ambientes, ya que los espacios que habitamos también acumulan energía y pueden influir en nuestro bienestar.

Los Espacios y su Energía

Cada espacio, ya sea nuestra casa, lugar de trabajo o cualquier otro sitio que frecuentemos, tiene su propia energía. Esta energía se ve influenciada por diversos factores, como las personas que lo habitan, los eventos que ocurren en él, las emociones que se experimentan y los objetos que lo componen.

Un ambiente con una energía limpia y armoniosa nos brinda una sensación de paz, bienestar y claridad mental. Por otro lado, un espacio con una energía densa o negativa puede generar malestar, cansancio, irritabilidad e incluso afectar nuestra salud.

Señales de un Ambiente con Energía Densa

Algunos signos que indican que un ambiente necesita una limpieza energética son:

Sensación de pesadez: Sentirse incómodo, oprimido o con falta de energía al entrar en el espacio.

Emociones negativas: Experimentar emociones negativas recurrentes en el ambiente, como tristeza, ansiedad o ira.

Conflictos frecuentes: Discusiones, malentendidos o tensiones frecuentes entre las personas que habitan el espacio.

Objetos rotos o que funcionan mal: Electrodomésticos que se dañan con frecuencia, objetos que se rompen sin razón aparente.

Presencia de insectos o plagas: Una proliferación inusual de insectos o plagas puede indicar un desequilibrio energético en el ambiente.

Dificultad para dormir: Insomnio, pesadillas o dificultad para descansar en el espacio.

Técnicas para Limpiar la Energía de un Ambiente

Existen diversas técnicas que podemos utilizar para limpiar la energía de un ambiente:

Ventilación: Abrir las ventanas y permitir que el aire fresco circule por el espacio ayuda a renovar la energía y a eliminar las energías estancadas.

Orden y limpieza: Mantener el espacio limpio y ordenado es fundamental para una buena energía. El desorden y la suciedad acumulan energía densa.

Defumación: La defumación es una técnica ancestral muy efectiva para limpiar la energía de un ambiente. Podemos utilizar salvia blanca, palo santo, incienso o otras hierbas con propiedades purificadoras. Se enciende la hierba y se recorre el espacio con el humo, prestando especial atención a las esquinas y rincones.

Sonidos: Utilizar cuencos tibetanos, campanas o música relajante ayuda a armonizar la vibración del espacio.

Cristales: Colocar cristales como el cuarzo transparente, la amatista o la selenita en diferentes puntos del espacio ayuda a purificar la energía.

Sal marina: Colocar recipientes con sal marina en las esquinas del espacio ayuda a absorber las energías negativas. También podemos limpiar el suelo con agua y sal marina.

Plantas: Las plantas purifican el aire y aportan una energía vital al ambiente.

Visualización: Podemos visualizar una luz blanca o dorada que llena el espacio, limpiando y purificando la energía.

Consejos para Mantener la Energía Limpia en un Ambiente

Además de utilizar estas técnicas de limpieza, podemos seguir algunos consejos para mantener una buena energía en el ambiente:

Armonizar la decoración: Utilizar colores, formas y objetos que nos transmitan paz y armonía.

Utilizar aromas agradables: Difundir aceites esenciales o utilizar velas aromáticas con fragancias que nos gusten.

Evitar la acumulación de objetos: Deshacernos de los objetos que ya no utilizamos o que nos generan emociones negativas.

Cuidar la energía de las personas: Fomentar un ambiente de respeto, armonía y positividad entre las personas que habitan el espacio.

Limpiar la energía de los ambientes que habitamos es fundamental para nuestro bienestar físico, emocional y espiritual. Al utilizar las técnicas de limpieza energética, podemos crear espacios armoniosos y positivos que nos brinden paz, claridad mental y bienestar.

Capítulo 25
Protección Energética con la Naturaleza

En los capítulos anteriores, nos hemos enfocado en la limpieza energética, tanto personal como de ambientes. Ahora, nos adentraremos en la protección energética, y comenzaremos explorando cómo la naturaleza puede ser una poderosa aliada en este proceso.

La Naturaleza como Fuente de Energía Vital

La naturaleza es una fuente inagotable de energía vital y sabiduría. Conectarnos con ella nos permite recargar nuestra energía, armonizar nuestro ser y fortalecer nuestro campo energético. Los árboles, las plantas, el agua, la tierra y el aire poseen vibraciones que nos ayudan a elevar nuestra frecuencia y a protegernos de las energías densas.

Beneficios de la Conexión con la Naturaleza

Recarga energética: Pasar tiempo en la naturaleza nos revitaliza y nos llena de energía vital. El contacto con la tierra, los árboles y el agua nos ayuda a descargar las energías negativas y a recargarnos con energía positiva.

Reducción del estrés: La naturaleza tiene un efecto calmante sobre nuestro sistema nervioso, reduciendo el estrés, la ansiedad y la tensión.

Claridad mental: Estar en contacto con la naturaleza nos ayuda a despejar la mente, aumentar la concentración y promover la creatividad.

Equilibrio emocional: La naturaleza nos ayuda a conectar con nuestras emociones, a liberar tensiones y a encontrar la paz interior.

Fortalecimiento del sistema inmunitario: Estudios demuestran que pasar tiempo en la naturaleza fortalece el sistema inmunitario y mejora la salud en general.

Técnicas de Protección Energética con la Naturaleza

Existen diversas maneras de utilizar la energía de la naturaleza para proteger nuestro campo energético:

Baños de bosque (Shinrin-Yoku): Sumergirse en la atmósfera del bosque, respirando el aire puro, observando la naturaleza y conectando con los sentidos. Esta práctica japonesa nos ayuda a relajarnos, reducir el estrés y fortalecer nuestro sistema inmunitario.

Abrazar árboles: Los árboles son seres vivos con una gran energía vital. Abrazar un árbol nos permite conectar con su energía, recibir su fuerza y protección, y liberar tensiones.

Caminar descalzos sobre la tierra: Caminar descalzos sobre la tierra, el césped o la arena nos ayuda a conectar con la energía de la tierra, descargar las energías negativas y enraizar nuestro ser.

Baños de hierbas: Preparar un baño con hierbas como la ruda, el romero, la lavanda o la salvia nos ayuda a limpiar el aura y a protegernos de las energías negativas.

Crear amuletos naturales: Utilizar elementos de la naturaleza, como piedras, hojas, semillas o ramas, para crear amuletos de protección. Podemos llevarlos con nosotros o colocarlos en nuestro hogar.

Meditar en la naturaleza: Meditar en un entorno natural, como un bosque, un jardín o la playa, nos ayuda a conectar con la energía de la naturaleza, aumentar nuestra vibración y fortalecer nuestra protección energética.

Consejos para Conectar con la Naturaleza

Encuentra un lugar que te inspire: Busca un lugar en la naturaleza que te transmita paz y armonía, ya sea un parque, un bosque, un jardín o la playa.

Desconecta de la tecnología: Deja el teléfono móvil y otros dispositivos electrónicos en casa para poder conectar plenamente con la naturaleza.

Observa con atención: Presta atención a los detalles de la naturaleza, los colores, las formas, los sonidos y los aromas.

Respira profundamente: Respira el aire puro de la naturaleza, llenando tus pulmones de energía vital.

Conecta con tus sentidos: Siente la textura de la tierra, la corteza de los árboles, la brisa en tu piel.

La naturaleza es una fuente inagotable de energía vital y sabiduría que nos ofrece protección y armonía. Al conectar con la naturaleza, recargamos nuestra energía, fortalecemos nuestro campo energético y nos protegemos de las energías densas. Integrar la naturaleza en nuestra vida es una forma poderosa de cuidar nuestro bienestar físico, emocional y espiritual.

Capítulo 26
Escudo de Protección
Visualización y Afirmaciones

En el capítulo anterior, exploramos cómo la naturaleza puede ser una poderosa aliada en la protección energética. Ahora, nos adentraremos en la creación de un escudo de protección a través de la visualización y las afirmaciones, herramientas que nos permiten fortalecer nuestro campo energético y protegernos de las influencias externas.

El Poder de la Visualización

La visualización es una técnica que utiliza la imaginación para crear imágenes mentales vívidas y realistas. Cuando visualizamos algo con claridad y emoción, estamos enviando una poderosa señal al universo, activando la energía creativa y dirigiéndola hacia la manifestación de nuestro deseo.

En el contexto de la protección energética, la visualización nos permite crear un escudo protector alrededor de nuestro campo energético, una barrera invisible que repele las energías negativas y nos mantiene a salvo de influencias no deseadas.

Creando un Escudo de Protección con la Visualización

Para crear un escudo de protección con la visualización, podemos seguir estos pasos:

Relajación: Encuentra un lugar tranquilo donde puedas relajarte y concentrarte. Cierra los ojos y respira profundamente, liberando cualquier tensión física o mental.

Visualización: Imagina que te rodea una luz brillante y protectora. Puede ser blanca, dorada, violeta o del color que te inspire mayor seguridad. Visualiza esta luz como un escudo impenetrable que te envuelve por completo, desde la cabeza hasta los pies. Observa cómo esta luz te protege de cualquier energía negativa, como si fuera una barrera invisible que repele todo lo que no vibra en armonía contigo.

Afirmaciones: Mientras visualizas el escudo de protección, repite afirmaciones que refuercen su poder. Puedes utilizar afirmaciones como:

"Estoy protegido por una luz divina."

"Mi escudo de protección repele toda energía negativa."

"Estoy a salvo y en paz."

"Nada puede perturbar mi energía."

Emoción: Siente la seguridad y la confianza que te brinda el escudo de protección. Visualízate fuerte, empoderado y en paz.

Repetición: Repite esta visualización y afirmaciones con regularidad, especialmente cuando te sientas vulnerable o expuesto a energías negativas.

Fortaleciendo el Escudo con Afirmaciones

Las afirmaciones son frases cortas y poderosas que expresan una creencia o un deseo positivo. Al repetirlas con convicción y emoción, reprogramamos nuestra mente subconsciente y fortalecemos nuestro campo energético.

Podemos utilizar afirmaciones para reforzar el poder de nuestro escudo de protección, como:

"Soy un ser de luz y amor, y nada puede dañarme."

"Mi energía es fuerte y vibrante, y repele toda negatividad."

"Estoy en paz y armonía con el universo."

"Confío en mi intuición y me guío por mi sabiduría interior."

Consejos para la Visualización y las Afirmaciones

Constancia: La clave para que la visualización y las afirmaciones sean efectivas es la constancia. Practica con regularidad, aunque sea por unos minutos al día.

Creencia: Cree en el poder de la visualización y las afirmaciones. Confía en que estás creando un escudo de protección real y efectivo.

Emoción: Conecta con la emoción que te genera la visualización y las afirmaciones. Siente la seguridad, la confianza y la paz que te brindan.

Personalización: Adapta las visualizaciones y las afirmaciones a tus propias necesidades y creencias. Utiliza imágenes y palabras que resuenen contigo.

La visualización y las afirmaciones son herramientas poderosas para crear un escudo de protección energético. Al utilizarlas con constancia y convicción, fortalecemos nuestro campo energético, nos protegemos de las influencias negativas y vivimos con mayor seguridad y paz interior.

Capítulo 27
Cordón de Aterramiento
Conectando con la Energía de la Tierra

En el capítulo anterior, aprendimos a crear un escudo de protección a través de la visualización y las afirmaciones. Ahora, exploraremos otra técnica fundamental para la protección energética: el cordón de aterramiento. Esta técnica nos permite conectar con la energía estabilizadora de la Tierra, enraizar nuestro ser y fortalecer nuestro campo energético.

La Tierra: Fuente de Estabilidad y Protección

La Tierra es un ser vivo con una poderosa energía que nos nutre, sostiene y protege. Al igual que las raíces de un árbol se aferran a la tierra para obtener nutrientes y estabilidad, nosotros también podemos conectar con la energía terrestre para fortalecer nuestro campo energético y enraizar nuestro ser.

El cordón de aterramiento es una técnica de visualización que nos permite establecer una conexión consciente con la energía de la Tierra, creando un canal energético que nos permite descargar las energías densas, recibir energía vital y mantenernos enraizados y equilibrados.

Beneficios del Cordón de Aterramiento

Estabilidad emocional: Nos ayuda a sentirnos más seguros, estables y enraizados, reduciendo la ansiedad, el miedo y la inseguridad.

Protección energética: Actúa como un filtro energético, permitiéndonos descargar las energías negativas hacia la Tierra y evitando que nos afecten.

Claridad mental: Nos ayuda a despejar la mente, aumentar la concentración y mejorar la toma de decisiones.

Aumento de la energía vital: Nos permite recibir energía vital de la Tierra, aumentando nuestra vitalidad y resistencia.

Conexión con la naturaleza: Nos ayuda a profundizar nuestra conexión con la naturaleza y a sentirnos parte de un todo mayor.

Creando un Cordón de Aterramiento

Para crear un cordón de aterramiento, podemos seguir estos pasos:

Relajación: Encuentra un lugar tranquilo donde puedas relajarte y concentrarte. Cierra los ojos y respira profundamente, liberando cualquier tensión.

Visualización: Imagina que de la base de tu columna vertebral, en el Chakra Raíz, sale una raíz energética que se extiende hacia abajo, atravesando el suelo, las rocas y las capas de la Tierra, hasta llegar al centro del planeta. Visualiza esta raíz como un cordón grueso y fuerte, de color rojo o marrón, que te conecta con la energía terrestre.

Flujo de energía: Imagina que a través de este cordón, las energías densas o negativas que puedas tener en tu campo energético fluyen hacia la Tierra, donde son transmutadas y recicladas. Al mismo tiempo, visualiza cómo la Tierra te envía energía vital a través del cordón, llenándote de fuerza, estabilidad y protección.

Afirmaciones: Mientras visualizas el cordón de aterramiento, repite afirmaciones que refuercen su poder, como:

"Estoy conectado con la energía de la Tierra."
"La Tierra me nutre y me protege."
"Libero todas las energías negativas hacia la Tierra."
"Me siento enraizado, estable y seguro."

Emoción: Siente la conexión con la Tierra, la estabilidad y la seguridad que te brinda el cordón de aterramiento.

Repetición: Repite esta visualización con regularidad, especialmente cuando te sientas inestable, ansioso o expuesto a energías negativas.

Consejos para el Cordón de Aterramiento

Visualización: Cuanto más vívida y realista sea tu visualización, más efectivo será el cordón de aterramiento. Utiliza todos tus sentidos para imaginar la raíz, su color, su textura, la energía que fluye a través de ella.

Intención: La intención es fundamental en la creación del cordón de aterramiento. Concéntrate en tu deseo de conectar con la Tierra y recibir su energía.

Conexión con la naturaleza: Pasar tiempo en la naturaleza, caminando descalzo, abrazando árboles o simplemente sentándote en el suelo, te ayudará a fortalecer tu conexión con la Tierra y a facilitar la visualización del cordón de aterramiento.

El cordón de aterramiento es una técnica sencilla pero poderosa para enraizar nuestro ser, descargar las energías negativas y recibir la energía estabilizadora y protectora de la Tierra. Al practicar esta técnica con regularidad, fortalecemos nuestro campo energético, aumentamos nuestra vitalidad y nos sentimos más seguros y en paz.

Capítulo 28
Protección Energética durante el Sueño

En los capítulos anteriores, exploramos diversas técnicas de protección energética para el día a día, como la conexión con la naturaleza, la visualización de un escudo protector y el cordón de aterramiento. Ahora, nos adentraremos en la protección energética durante el sueño, un momento en el que somos especialmente vulnerables a las influencias energéticas sutiles.

El Sueño: Un Viaje al Mundo Sutil

Durante el sueño, nuestro cuerpo físico descansa, pero nuestra consciencia se desplaza a otras dimensiones, interactuando con energías y realidades más sutiles. En este estado de consciencia alterada, somos más permeables a las energías del entorno, tanto positivas como negativas.

Es importante proteger nuestra energía durante el sueño para asegurar un descanso reparador, evitar pesadillas, y prevenir que energías densas o entidades negativas interfieran con nuestro campo energético.

Vulnerabilidad Energética durante el Sueño

Durante el sueño, nuestro campo energético se vuelve más permeable, lo que nos hace más susceptibles a:

Pesadillas: Las pesadillas pueden ser un reflejo de miedos, ansiedades o energías densas que se acumulan en nuestro campo energético.

Insomnio: La dificultad para conciliar el sueño o los despertares nocturnos frecuentes pueden estar relacionados con un desequilibrio energético.

Parálisis del sueño: La parálisis del sueño, una experiencia en la que la persona se despierta pero no puede moverse ni hablar, puede ser causada por una interferencia energética.

Ataques psíquicos: En algunos casos, las personas pueden ser más vulnerables a ataques psíquicos o energéticos durante el sueño.

Técnicas de Protección Energética para el Sueño

Para proteger nuestra energía durante el sueño, podemos utilizar las siguientes técnicas:

Crear un ambiente relajante: Es fundamental crear un ambiente propicio para el descanso, con una temperatura agradable, poca luz y sin ruidos que perturben el sueño. Podemos utilizar música relajante, aromaterapia o cromoterapia para crear una atmósfera de paz y tranquilidad.

Limpiar la energía del dormitorio: Antes de dormir, podemos limpiar la energía del dormitorio ventilando la habitación, utilizando defumación con salvia blanca o palo santo, o colocando un recipiente con sal marina en la mesita de noche.

Visualizar un escudo de protección: Antes de dormir, podemos visualizar un escudo de luz que nos envuelve, protegiéndonos de cualquier energía negativa o entidad no deseada. Podemos imaginar que la luz llena la habitación y nos envuelve por completo, creando un espacio seguro y protegido.

Utilizar cristales: Podemos colocar cristales de protección, como la amatista, el cuarzo rosa o la turmalina negra, en la mesita de noche o debajo de la almohada.

Afirmaciones: Repetir afirmaciones de protección antes de dormir, como: "Estoy protegido por la luz divina", "Mi sueño es tranquilo y reparador", "Despierto con energía y vitalidad".

Orar o meditar: Orar o meditar antes de dormir nos ayuda a conectar con nuestra espiritualidad, a calmar la mente y a fortalecer nuestra protección energética.

Desconectar de la tecnología: Evitar el uso de dispositivos electrónicos, como el teléfono móvil o la televisión, antes de dormir, ya que la luz azul que emiten puede interferir con el sueño y debilitar nuestro campo energético.

Proteger nuestra energía durante el sueño es fundamental para asegurar un descanso reparador, evitar pesadillas y prevenir que energías densas o entidades negativas interfieran con nuestro campo energético. Al utilizar las técnicas de protección energética, podemos crear un espacio seguro y armonioso para dormir, despertando con energía, vitalidad y paz interior.

Capítulo 29
Protección Energética en Viajes

En los capítulos anteriores, exploramos la protección energética en diferentes contextos, como la conexión con la naturaleza, la creación de un escudo protector, el enraizamiento con la Tierra y la protección durante el sueño. Ahora, nos enfocaremos en la protección energética en viajes, un momento en el que nos exponemos a nuevas energías, lugares y personas.

Viajes: Exposición a Nuevas Energías

Viajar es una experiencia enriquecedora que nos permite conocer nuevas culturas, paisajes y formas de vida. Sin embargo, también implica exponernos a nuevas energías, lugares y personas que pueden influir en nuestro campo energético.

Al viajar, podemos encontrarnos con:

Lugares con energía densa: Algunos lugares pueden tener una carga energética densa debido a su historia, los eventos que han ocurrido en ellos o la energía de las personas que los frecuentan.

Personas con energía negativa: Podemos encontrarnos con personas con una energía negativa o densa que pueden afectar nuestro campo energético.

Cambios en la rutina: Los cambios en la rutina, la alimentación, el clima y el entorno pueden desequilibrar nuestra energía.

Fatiga y estrés: El viaje en sí mismo, especialmente si es largo o estresante, puede debilitar nuestro campo energético.

Técnicas de Protección Energética para Viajes

Para proteger nuestra energía durante los viajes, podemos utilizar las siguientes técnicas:

Limpiar la energía del alojamiento: Al llegar a nuestro destino, es recomendable limpiar la energía del alojamiento, ya sea una habitación de hotel, un apartamento o una casa. Podemos utilizar defumación con salvia blanca o palo santo, colocar un recipiente con sal marina en las esquinas o visualizar una luz blanca que limpia y purifica el espacio.

Mantener el aura limpia: Durante el viaje, es importante mantener el aura limpia y protegida. Podemos utilizar técnicas de limpieza energética, como la visualización de una ducha de luz o el uso de cristales protectores.

Enraizamiento: Practicar técnicas de enraizamiento, como el cordón de aterramiento o la conexión con la naturaleza, nos ayuda a mantenernos estables y equilibrados en un nuevo entorno.

Visualizar un escudo de protección: Antes de salir a explorar, podemos visualizar un escudo de luz que nos envuelve, protegiéndonos de las energías negativas y manteniendo nuestra energía intacta.

Llevar amuletos de protección: Podemos llevar con nosotros amuletos de protección, como cristales, símbolos o objetos con un significado especial para nosotros.

Ser conscientes de nuestro entorno: Prestar atención a la energía de los lugares que visitamos y las personas con las que interactuamos. Si un lugar o una persona nos genera una sensación de incomodidad o pesadez, es mejor evitarlo.

Mantener una actitud positiva: Cultivar una actitud positiva, de gratitud y confianza nos ayuda a mantener nuestra energía vibrante y a atraer experiencias positivas.

Cuidar la alimentación y el descanso: Mantener una alimentación saludable y descansar lo suficiente nos ayuda a mantener nuestra energía vital y a fortalecer nuestro sistema inmunitario.

Consejos Adicionales para la Protección Energética en Viajes

Investigar el destino: Antes de viajar, podemos investigar sobre el destino, su historia y sus costumbres, para estar preparados para las energías del lugar.

Conectar con la energía del lugar: Al llegar a un nuevo lugar, podemos tomar un momento para conectar con la energía del lugar, respirando profundamente y sintiendo la vibración del entorno.

Respetar las costumbres locales: Mostrar respeto por las costumbres y tradiciones locales nos ayuda a conectar con la energía del lugar y a evitar conflictos energéticos.

Viajar es una experiencia maravillosa que nos permite expandir nuestros horizontes y conocer nuevas culturas. Al utilizar las técnicas de protección energética, podemos disfrutar de nuestros viajes con tranquilidad, manteniendo nuestra energía limpia, equilibrada y protegida.

Capítulo 30
Introducción a los Cristales
Propiedades Energéticas y Cómo Usarlos

En los capítulos anteriores, exploramos diversas técnicas de protección energética utilizando la visualización, la conexión con la naturaleza y las afirmaciones. Ahora, nos adentraremos en el fascinante mundo de los cristales, herramientas poderosas que nos ayudan a equilibrar, proteger y amplificar nuestra energía.

Los Cristales: Regalos de la Tierra

Los cristales son minerales que se forman en la Tierra a lo largo de millones de años. Cada cristal tiene una estructura molecular única que le confiere propiedades energéticas específicas. Desde tiempos antiguos, los cristales han sido utilizados por diferentes culturas para la sanación, la protección y la conexión espiritual.

Los cristales actúan como amplificadores y transmisores de energía. Su vibración interactúa con nuestro campo energético, ayudándonos a:

Equilibrar los chakras: Cada chakra tiene cristales asociados que ayudan a armonizar su energía y liberar bloqueos.

Limpiar el aura: Algunos cristales tienen propiedades purificadoras que ayudan a eliminar las energías negativas del aura.

Proteger el campo energético: Ciertos cristales actúan como escudos protectores, repelando las energías negativas y fortaleciendo nuestra energía.

Elevar la vibración: Los cristales pueden ayudarnos a elevar nuestra frecuencia vibratoria, atrayendo experiencias positivas y conectando con nuestra esencia divina.

Promover la sanación: Algunos cristales tienen propiedades curativas que pueden ayudar a aliviar dolencias físicas y emocionales.

Propiedades Energéticas de los Cristales

Cada cristal tiene propiedades energéticas únicas, pero algunas de las más comunes son:

Amplificación: Aumentan la energía y la vibración.

Protección: Repelen las energías negativas y crean un escudo protector.

Sanación: Promueven la sanación física, emocional y espiritual.

Limpieza: Purifican el aura y los chakras.

Aterramiento: Conectan con la energía de la Tierra y promueven la estabilidad.

Elevación: Elevan la vibración y conectan con la espiritualidad.

Manifestación: Ayudan a manifestar deseos y metas.

Cómo Usar los Cristales

Existen diferentes maneras de utilizar los cristales:

Llevarlos como amuletos: Podemos llevar los cristales con nosotros en forma de joyas, en el bolsillo o en un bolso.

Colocarlos en el cuerpo: Podemos colocar los cristales sobre los chakras o en las zonas del cuerpo que necesitan sanación durante la meditación o el descanso.

Crear una rejilla de cristales: Podemos colocar varios cristales en forma de rejilla para crear un espacio de energía con un propósito específico, como la protección, la sanación o la manifestación.

Meditar con cristales: Podemos sostener un cristal en la mano durante la meditación para amplificar la energía y profundizar la conexión con el cristal.

Colocarlos en el hogar o lugar de trabajo: Podemos colocar cristales en diferentes espacios para armonizar la energía del ambiente.

Cómo Elegir un Cristal

Al elegir un cristal, es importante seguir nuestra intuición. Podemos observar el cristal, tocarlo y sentir su energía. Si nos atrae, si nos genera una sensación de bienestar o si resuena con nosotros, es probable que sea el cristal adecuado.

También podemos elegir un cristal en función de sus propiedades energéticas o de su asociación con un chakra específico.

Los cristales son regalos de la Tierra que nos ofrecen su energía y sabiduría para nuestro bienestar. Al aprender a utilizarlos, podemos equilibrar nuestra energía, proteger nuestro campo energético, elevar nuestra vibración y promover la sanación. Los cristales son herramientas poderosas que nos acompañan en nuestro camino de crecimiento personal y espiritual.

Capítulo 31
Cristales para cada Chakra

En el capítulo anterior, introdujimos el mundo de los cristales, sus propiedades energéticas y cómo usarlos. Ahora, profundizaremos en la conexión específica entre los cristales y los chakras, aprendiendo a utilizarlos para equilibrar y armonizar cada centro energético.

Cristales y Chakras: Una Sintonía Vibratoria

Cada chakra vibra en una frecuencia específica y se asocia a un color. Los cristales, por su estructura molecular y composición química, también emiten vibraciones energéticas y se relacionan con diferentes colores. Al utilizar cristales que vibran en sintonía con cada chakra, podemos amplificar su energía, liberar bloqueos y promover el equilibrio.

Cristales para el Chakra Raíz (Muladhara)

El Chakra Raíz, asociado al color rojo y al elemento tierra, se beneficia de cristales que promueven la estabilidad, la seguridad y la conexión con la tierra. Algunos cristales recomendados son:

Granate: Fortalece la energía vital, la pasión y la conexión con la tierra.

Hematita: Promueve la seguridad, el coraje y la protección.

Jaspe rojo: Aumenta la vitalidad, la resistencia y la fuerza física.

Turmalina negra: Protege de las energías negativas y promueve el enraizamiento.

Onix negro: Absorbe las energías negativas y promueve la estabilidad emocional.

Cristales para el Chakra Sacral (Svadhisthana)

El Chakra Sacral, asociado al color naranja y al elemento agua, se beneficia de cristales que promueven la creatividad, la alegría, la sexualidad y el flujo emocional. Algunos cristales recomendados son:

Cornalina: Estimula la creatividad, la vitalidad y la confianza en uno mismo.

Piedra luna: Equilibra las emociones, promueve la intuición y la conexión con la feminidad.

Ámbar: Atrae la buena suerte, la alegría y la protección.

Citrino: Promueve la alegría, la abundancia y la creatividad.

Cristales para el Chakra Plexo Solar (Manipura)

El Chakra Plexo Solar, asociado al color amarillo y al elemento fuego, se beneficia de cristales que promueven la autoestima, la confianza, el poder personal y la voluntad. Algunos cristales recomendados son:

Citrino: Aumenta la autoestima, la confianza y el optimismo.

Ojo de tigre: Promueve la protección, el coraje y la claridad mental.

Ámbar: Atrae la prosperidad, la alegría y la vitalidad.

Pirita: Estimula la abundancia, la prosperidad y la confianza en uno mismo.

Cristales para el Chakra Cardíaco (Anahata)

El Chakra Cardíaco, asociado al color verde y al elemento aire, se beneficia de cristales que promueven el amor, la compasión, el perdón y la sanación emocional. Algunos cristales recomendados son:

Cuarzo rosa: Abre el corazón al amor, la compasión y la ternura.

Aventurina verde: Atrae la buena suerte, la prosperidad y la armonía.

Esmeralda: Promueve la sanación emocional, la paz y la armonía.

Rodonita: Ayuda a sanar las heridas emocionales y a equilibrar el corazón.

Cristales para el Chakra Laríngeo (Vishuddha)

El Chakra Laríngeo, asociado al color azul y al elemento éter, se beneficia de cristales que promueven la comunicación, la expresión y la autenticidad. Algunos cristales recomendados son:

Turquesa: Promueve la comunicación clara y la expresión auténtica.

Lapislázuli: Estimula la intuición, la sabiduría y la comunicación con el yo superior.

Sodalita: Promueve la comunicación honesta y la expresión creativa.

Aguamarina: Calma la mente, reduce el estrés y promueve la comunicación clara.

Cristales para el Chakra Frontal (Ajna)

El Chakra Frontal, asociado al color índigo y al elemento luz, se beneficia de cristales que promueven la intuición, la sabiduría y la visión interior. Algunos cristales recomendados son:

Amatista: Estimula la intuición, la conexión espiritual y la paz interior.

Lapislázuli: Abre el tercer ojo, promueve la sabiduría y la conexión con la intuición.

Sodalita: Estimula la visión interior, la intuición y la claridad mental.

Fluorita: Promueve la concentración, la claridad mental y la conexión con la intuición.

Cristales para el Chakra Coronario (Sahasrara)

El Chakra Coronario, asociado al color violeta o blanco y al elemento pensamiento, se beneficia de cristales que promueven la conexión espiritual, la iluminación y la unidad con el universo. Algunos cristales recomendados son:

Amatista: Conecta con la espiritualidad, promueve la paz interior y la transformación.

Cuarzo transparente: Amplifica la energía, limpia el aura y conecta con la luz divina.

Selenita: Eleva la vibración, promueve la paz y la conexión con los reinos superiores.

Diamante: Amplifica la energía, promueve la claridad mental y la conexión espiritual.

Utilizar cristales para equilibrar los chakras es una práctica poderosa que nos ayuda a armonizar nuestra energía, liberar bloqueos y promover la salud y el bienestar. Al elegir los cristales adecuados para cada chakra, podemos amplificar su energía y vibrar en sintonía con la sabiduría del universo.

Capítulo 32
Cristales para Protección Energética

En el capítulo anterior, exploramos la conexión entre los cristales y los chakras, aprendiendo a utilizarlos para equilibrar cada centro energético. Ahora, nos enfocaremos en los cristales que nos ayudan a proteger nuestro campo energético de las influencias negativas, creando un escudo protector y fortaleciendo nuestra energía.

Cristales como Escudos Energéticos

Los cristales, con sus estructuras moleculares únicas y vibraciones energéticas, pueden actuar como escudos protectores, absorbiendo, transmutando y repeliendo las energías negativas. Al utilizar estos cristales, podemos fortalecer nuestro campo energético, aumentar nuestra resistencia a las influencias externas y mantenernos en un estado de armonía y equilibrio.

Cristales de Protección más comunes

Turmalina Negra: Considerada uno de los cristales de protección más poderosos, la turmalina negra absorbe las energías negativas, la radiación electromagnética y los pensamientos negativos. Es ideal para crear un escudo protector alrededor del aura y para enraizar la energía.

Onix Negro: Similar a la turmalina negra, el onix negro absorbe las energías negativas y protege contra ataques psíquicos. También ayuda a liberar patrones de pensamiento negativos y a promover la estabilidad emocional.

Obsidiana Negra: La obsidiana negra es un cristal volcánico que actúa como un espejo, reflejando las energías negativas y ayudándonos a comprender su origen. También ayuda a liberar bloqueos emocionales y a proteger contra ataques psíquicos.

Amatista: La amatista es un cristal de alta vibración que transmuta las energías negativas en positivas. Es ideal para la protección espiritual, la meditación y la conexión con la intuición.

Cuarzo Ahumado: El cuarzo ahumado absorbe las energías negativas y las transforma en energía positiva. Es un cristal de enraizamiento que nos ayuda a conectar con la tierra y a liberar el miedo y la ansiedad.

Cuarzo Transparente: El cuarzo transparente es un amplificador de energía que puede ser programado con una intención específica. Podemos programarlo para proteger nuestro campo energético, limpiar el aura y elevar nuestra vibración.

Selenita: La selenita es un cristal de alta vibración que crea un escudo protector alrededor del aura. También ayuda a limpiar y purificar otros cristales y el ambiente.

Ojo de Tigre: El ojo de tigre protege contra la negatividad, fortalece la autoestima y promueve la claridad mental. Es un cristal ideal para la protección en situaciones desafiantes.

Cómo Utilizar los Cristales de Protección

Llevarlos como amuletos: Podemos llevar los cristales de protección como joyas, en el bolsillo o en un bolso.

Colocarlos en el hogar o lugar de trabajo: Podemos colocar los cristales en diferentes espacios para crear un escudo protector y armonizar la energía del ambiente.

Meditar con ellos: Podemos sostener un cristal de protección en la mano durante la meditación para amplificar su energía y fortalecer nuestra protección.

Crear una rejilla de cristales: Podemos colocar varios cristales de protección en forma de rejilla para crear un espacio de energía con un propósito específico, como la protección del hogar o la protección personal.

Consejos para la Protección con Cristales

Limpiar y energizar los cristales: Es importante limpiar y energizar los cristales de protección regularmente para mantener su vibración alta y su efectividad. Podemos limpiarlos con agua, luz solar o tierra, y energizarlos con la luz de la luna o con la energía de otros cristales.

Elegir el cristal adecuado: Es importante elegir el cristal de protección que resuene con nosotros y con nuestras necesidades. Podemos guiarnos por la intuición, la información sobre las propiedades de cada cristal o la ayuda de un experto en cristales.

Combinar cristales: Podemos combinar diferentes cristales de protección para amplificar su energía y crear un escudo protector más fuerte.

Los cristales son herramientas poderosas que nos ayudan a proteger nuestro campo energético de las influencias negativas. Al utilizarlos con consciencia y respeto, podemos fortalecer nuestra energía, mantenernos en equilibrio y vivir con mayor paz y seguridad.

Capítulo 33
Limpieza y Energización de Cristales

En los capítulos anteriores, nos adentramos en el mundo de los cristales, explorando sus propiedades energéticas, su conexión con los chakras y su uso para la protección. Ahora, es fundamental aprender a limpiar y energizar nuestros cristales para mantener su vibración alta y potenciar su efectividad.

Cristales: Absorbiendo y Transmitiendo Energía

Los cristales son como esponjas energéticas: absorben las vibraciones del entorno y las personas con las que interactúan. Con el tiempo, pueden acumular energía densa o negativa, lo que puede afectar su capacidad de transmitir energía pura y beneficiosa.

Limpiar y energizar los cristales es como "reiniciarlos", liberándolos de las energías acumuladas y recargándolos con vibraciones positivas. Esto permite que los cristales funcionen de manera óptima, brindando sus beneficios al máximo.

Cuándo Limpiar y Energizar los Cristales

Es recomendable limpiar y energizar los cristales en las siguientes situaciones:

Al adquirir un nuevo cristal: Los cristales, al pasar por diferentes manos y lugares antes de llegar a nosotros, pueden haber absorbido energías diversas. Es importante limpiarlos antes de usarlos por primera vez.

Después de usarlos en sanación: Al utilizar cristales para la sanación, estos absorben las energías densas que liberamos. Es importante limpiarlos después de cada sesión para que estén listos para la próxima.

Cuando se sientan pesados o con poca energía: Si sentimos que un cristal ha perdido su brillo o nos genera una sensación de pesadez, es señal de que necesita ser limpiado y energizado.

Regularmente: Incluso si no notamos ninguna señal de energía densa, es recomendable limpiar y energizar los cristales regularmente, al menos una vez al mes, para mantener su vibración alta.

Métodos de Limpieza

Existen diferentes métodos para limpiar los cristales:

Agua: Sumergir el cristal en agua corriente durante unos minutos, visualizando cómo el agua arrastra las energías negativas. También podemos utilizar agua con sal marina para una limpieza más profunda.

Sal marina: Enterrar el cristal en sal marina durante unas horas o toda la noche. La sal marina absorbe las energías densas.

Tierra: Enterrar el cristal en la tierra durante un día o más. La tierra absorbe las energías negativas y recarga el cristal con energía natural.

Humo: Pasar el cristal por el humo de salvia blanca, palo santo o incienso. El humo purifica y limpia la energía del cristal.

Sonido: Utilizar cuencos tibetanos, campanas o diapasones para limpiar la energía del cristal a través de la vibración del sonido.

Otros cristales: Colocar el cristal sobre una drusa de amatista o selenita para que se limpie y purifique.

Métodos de Energización

Después de limpiar el cristal, podemos energizarlo con diferentes métodos:

Luz solar: Exponer el cristal a la luz solar durante unas horas. El sol recarga el cristal con energía vital y positiva.

Luz lunar: Exponer el cristal a la luz de la luna, especialmente durante la luna llena, para recargarlo con energía lunar, que es más suave y receptiva.

Tierra: Dejar el cristal en contacto con la tierra durante un día o más para que se recargue con la energía natural de la tierra.

Reiki: Si practicamos Reiki, podemos canalizar energía Reiki al cristal para energizarlo.

Visualización: Visualizar una luz blanca o dorada que envuelve el cristal, llenándolo de energía positiva.

Precauciones

Es importante tener en cuenta que algunos cristales son sensibles al agua o al sol. Antes de limpiar o energizar un cristal, es recomendable investigar sobre sus propiedades y cuidados específicos.

Limpiar y energizar los cristales es una práctica fundamental para mantener su vibración alta y potenciar su efectividad. Al dedicar tiempo y atención a este proceso, honramos la energía de los cristales y nos aseguramos de recibir sus beneficios al máximo.

Capítulo 34
Aromaterapia Energética

En los capítulos anteriores, exploramos el poder de los cristales para la protección y el equilibrio energético. Ahora, nos adentraremos en el fascinante mundo de la aromaterapia energética, descubriendo cómo los aromas pueden influir en nuestra energía, emociones y bienestar.

Aromaterapia: El Poder de los Aromas

La aromaterapia es una terapia complementaria que utiliza aceites esenciales extraídos de plantas aromáticas para promover la salud y el bienestar. Los aceites esenciales son sustancias volátiles que contienen la esencia pura de la planta, con sus propiedades terapéuticas y energéticas.

A través del olfato, los aromas de los aceites esenciales llegan al sistema límbico, la parte del cerebro que controla las emociones, la memoria y el sistema nervioso. Esto explica por qué los aromas pueden tener un impacto tan profundo en nuestro estado de ánimo, nivel de energía y bienestar general.

Aromaterapia Energética: Equilibrio y Armonía

La aromaterapia energética se enfoca en utilizar los aceites esenciales para equilibrar y armonizar el campo energético, limpiar el aura, liberar bloqueos emocionales y promover la conexión espiritual.

Los aceites esenciales pueden utilizarse para:

Elevar la vibración: Algunos aceites esenciales, como el incienso, la mirra y el sándalo, tienen una alta vibración que nos ayuda a conectar con la espiritualidad y a elevar nuestra frecuencia energética.

Calmar la mente: Aceites esenciales como la lavanda, la manzanilla y el neroli tienen propiedades calmantes que ayudan a reducir el estrés, la ansiedad y el insomnio.

Equilibrar las emociones: Aceites esenciales como la rosa, el geranio y el ylang ylang ayudan a equilibrar las emociones, liberar la tristeza y promover la alegría y el amor propio.

Limpiar el aura: Aceites esenciales como la salvia, el romero y el limón tienen propiedades purificadoras que ayudan a limpiar el aura y a proteger de las energías negativas.

Estimular la creatividad: Aceites esenciales como la naranja, el limón y la menta ayudan a estimular la creatividad, la concentración y la claridad mental.

Cómo utilizar los Aceites Esenciales

Los aceites esenciales pueden utilizarse de diferentes maneras:

Difusión: Añadir unas gotas de aceite esencial a un difusor de aromas para que se disperse en el ambiente.

Inhalación directa: Inhalar directamente el aroma del aceite esencial desde el frasco o aplicando unas gotas en un pañuelo.

Aplicación tópica: Diluir el aceite esencial en un aceite vegetal portador, como el aceite de almendras o el aceite de coco, y aplicar en la piel con un masaje suave.

Baño: Añadir unas gotas de aceite esencial al agua de la bañera.

Precauciones

Es importante tener en cuenta que los aceites esenciales son sustancias concentradas y potentes. Siempre deben diluirse en un aceite vegetal portador antes de aplicarlos en la piel. También es recomendable hacer una prueba de sensibilidad en una pequeña zona de la piel antes de utilizar un nuevo aceite esencial.

La aromaterapia energética es una herramienta poderosa para equilibrar, proteger y armonizar nuestra energía. Los aceites esenciales, con sus aromas y propiedades terapéuticas, nos ayudan a conectar con la naturaleza, a liberar bloqueos emocionales y a elevar nuestra vibración.

Capítulo 35
Aromas para Cura y Protección

En el capítulo anterior, introdujimos el concepto de aromaterapia energética y cómo los aceites esenciales pueden influir en nuestra energía y emociones. Ahora, profundizaremos en el uso específico de los aromas para la cura y la protección energética, descubriendo los aceites esenciales más indicados para promover el bienestar y fortalecer nuestro campo energético.

Aceites Esenciales para la Cura Energética

Los aceites esenciales, con sus propiedades terapéuticas y vibraciones energéticas, pueden ser poderosos aliados en el proceso de curación. A través de la inhalación o la aplicación tópica, los aceites esenciales pueden:

Equilibrar los chakras: Cada chakra se asocia a ciertos aceites esenciales que ayudan a armonizar su energía y liberar bloqueos.

Limpiar el aura: Algunos aceites esenciales tienen propiedades purificadoras que ayudan a eliminar las energías negativas del aura.

Liberar emociones bloqueadas: Ciertos aceites esenciales pueden ayudar a liberar emociones atrapadas, como la tristeza, el miedo o la ira.

Promover la relajación y el bienestar: Muchos aceites esenciales tienen propiedades calmantes y relajantes que ayudan a reducir el estrés y la ansiedad.

Estimular el sistema inmunitario: Algunos aceites esenciales tienen propiedades antibacterianas, antivirales y antifúngicas que ayudan a fortalecer el sistema inmunitario.

Aceites Esenciales para la Protección Energética

Además de sus propiedades curativas, los aceites esenciales también pueden utilizarse para proteger nuestro campo energético de las influencias negativas. Algunos aceites esenciales que actúan como escudos protectores son:

Incienso: El incienso es un aceite esencial sagrado que se ha utilizado durante siglos para la protección espiritual, la purificación y la conexión con la divinidad. Su aroma eleva la vibración, fortalece el aura y repele las energías negativas.

Mirra: La mirra es otro aceite esencial sagrado con propiedades protectoras y purificadoras. Su aroma ayuda a limpiar el aura, a conectar con la intuición y a fortalecer la conexión espiritual.

Sándalo: El sándalo es un aceite esencial con un aroma amaderado y relajante que promueve la paz interior, la meditación y la conexión espiritual. También ayuda a proteger el aura y a repeler las energías negativas.

Salvia blanca: La salvia blanca es una hierba sagrada que se ha utilizado durante siglos para la purificación y la protección energética. Su aceite esencial tiene propiedades limpiadoras y protectoras, ayudando a eliminar las energías negativas del aura y del ambiente.

Romero: El romero es un aceite esencial estimulante y purificador que ayuda a fortalecer el campo energético, aumentar la claridad mental y proteger de las influencias negativas.

Lavanda: La lavanda es un aceite esencial con propiedades calmantes y relajantes que ayuda a reducir el estrés, la ansiedad y el insomnio. También tiene propiedades protectoras que ayudan a crear un ambiente de paz y armonía.

Cómo Utilizar los Aceites Esenciales para la Cura y Protección

Podemos utilizar los aceites esenciales para la cura y protección de diferentes maneras:

Difusión: Añadir unas gotas de aceite esencial a un difusor de aromas para que se disperse en el ambiente.

Inhalación directa: Inhalar directamente el aroma del aceite esencial desde el frasco o aplicando unas gotas en un pañuelo.

Aplicación tópica: Diluir el aceite esencial en un aceite vegetal portador y aplicar en la piel con un masaje suave. Podemos aplicar los aceites esenciales en los puntos de pulso, en los chakras o en las zonas del cuerpo que necesitan sanación.

Baño: Añadir unas gotas de aceite esencial al agua de la bañera.

Creación de amuletos: Podemos añadir unas gotas de aceite esencial a un amuleto o talismán para potenciar su energía protectora.

Los aceites esenciales son herramientas poderosas para la cura y protección energética. Sus aromas y propiedades terapéuticas nos ayudan a equilibrar nuestra energía, liberar emociones bloqueadas, fortalecer el aura y crear un escudo protector contra las influencias negativas. Al integrar la aromaterapia en nuestra vida, podemos promover el bienestar físico, emocional y espiritual.

Capítulo 36
Preparando tus propios Aceites y Sprays de Protección

En los capítulos anteriores, exploramos el poder de la aromaterapia para la cura y protección energética, descubriendo los aceites esenciales más indicados para fortalecer nuestro campo energético. Ahora, daremos un paso más allá y aprenderemos a preparar nuestros propios aceites y sprays de protección, personalizando las mezclas con aromas y propiedades que resuenen con nuestras necesidades.

Alquimia Aromática: Creando tus Propias Fórmulas

Preparar tus propios aceites y sprays de protección te permite conectar con la energía de las plantas, personalizar las mezclas con tus aromas favoritos y potenciar la intención de protección. Es un proceso creativo que te invita a explorar el mundo de la aromaterapia y a crear herramientas energéticas únicas y poderosas.

Aceites de Protección

Los aceites de protección se preparan diluyendo aceites esenciales en un aceite vegetal portador. Estos aceites se pueden utilizar para:

Masajes: Aplicar en el cuerpo con un masaje suave para proteger el aura, equilibrar los chakras y promover la relajación.

Ungir velas: Ungir velas con aceites de protección antes de encenderlas para potenciar su energía y crear un ambiente protegido.

Aromatizar amuletos: Añadir unas gotas de aceite de protección a un amuleto o talismán para fortalecer su energía protectora.

Receta básica para un Aceite de Protección

Aceite vegetal portador: 30 ml (almendras, jojoba, coco, etc.)

Aceites esenciales: 15-20 gotas en total (combinar según la intención)

Sugerencias de Aceites Esenciales para la Protección:

Incienso: Protección espiritual, purificación, conexión con la divinidad.

Mirra: Limpieza del aura, intuición, conexión espiritual.

Sándalo: Paz interior, meditación, protección del aura.

Salvia blanca: Purificación, protección energética, limpieza del aura.

Romero: Fortalecimiento del campo energético, claridad mental, protección.

Lavanda: Calma, relajación, protección, paz.

Geranio: Equilibrio emocional, protección, amor propio.

Ylang Ylang: Calma, relajación, protección, amor propio.

Preparación:

1. En un frasco de vidrio oscuro, vierte el aceite vegetal portador.
2. Añade las gotas de aceites esenciales elegidos.
3. Cierra bien el frasco y agítalo suavemente para mezclar los aceites.
4. Etiqueta el frasco con el nombre del aceite y la fecha de elaboración.
5. Guarda el aceite en un lugar fresco y oscuro.

Sprays de Protección

Los sprays de protección se preparan diluyendo aceites esenciales en agua destilada o alcohol. Se pueden utilizar para:

Limpiar la energía de ambientes: Pulverizar en el hogar, lugar de trabajo o cualquier espacio que necesite una limpieza energética.

Proteger el aura: Pulverizar alrededor del cuerpo para crear un escudo protector.

Limpiar cristales: Pulverizar sobre los cristales para limpiar su energía.

Receta básica para un Spray de Protección

Agua destilada o alcohol: 100 ml

Aceites esenciales: 30-40 gotas en total (combinar según la intención)

Opcional: Una pizca de sal marina o un cristal pequeño para potenciar la energía del spray.

Preparación:
1. En un frasco con atomizador, vierte el agua destilada o alcohol.
2. Añade las gotas de aceites esenciales elegidos.
3. Si lo deseas, añade una pizca de sal marina o un cristal pequeño.

4. Cierra bien el frasco y agítalo suavemente para mezclar los ingredientes.
5. Etiqueta el frasco con el nombre del spray y la fecha de elaboración.
6. Guarda el spray en un lugar fresco y oscuro.

Consejos para la Elaboración

Intención: Mientras preparas tus aceites y sprays, mantén una intención clara de protección y visualiza la energía que deseas infundir en la mezcla.

Calidad: Utiliza aceites esenciales de buena calidad, preferiblemente orgánicos o de origen natural.

Experimentación: No tengas miedo de experimentar con diferentes combinaciones de aceites esenciales para crear tus propias fórmulas personalizadas.

Almacenamiento: Guarda tus aceites y sprays en frascos de vidrio oscuro, en un lugar fresco y oscuro, para preservar sus propiedades.

Preparar tus propios aceites y sprays de protección es una forma poderosa de conectar con la energía de las plantas y crear herramientas personalizadas para tu bienestar energético. Al combinar la aromaterapia con la intención y la creatividad, puedes fortalecer tu campo energético, protegerte de las influencias negativas y vivir con mayor armonía y paz interior.

Capítulo 37
Aromaterapia para los Chakras

En los capítulos anteriores, exploramos el uso de los aceites esenciales para la cura y protección energética, y aprendimos a crear nuestras propias mezclas. Ahora, profundizaremos en la conexión específica entre los aceites esenciales y los chakras, descubriendo cómo utilizar la aromaterapia para equilibrar y armonizar cada centro energético.

Aromas y Chakras: Una Sintonía Vibratoria

Cada chakra vibra en una frecuencia específica y se asocia a un color y a un elemento. Los aceites esenciales, extraídos de diferentes partes de las plantas, también poseen vibraciones energéticas y se relacionan con los elementos y colores de los chakras. Al utilizar aceites esenciales que vibran en sintonía con cada chakra, podemos armonizar su energía, liberar bloqueos y promover el equilibrio.

Aceites Esenciales para el Chakra Raíz (Muladhara)

El Chakra Raíz, asociado al color rojo, al elemento tierra y a la estabilidad, se beneficia de aceites esenciales que promueven el enraizamiento, la seguridad y la conexión con la tierra. Algunos aceites esenciales recomendados son:

Cedro: Promueve el enraizamiento, la estabilidad y la conexión con la tierra.

Pachulí: Aumenta la seguridad, la confianza y la conexión con la abundancia.

Vetiver: Calma la mente, reduce el estrés y promueve el enraizamiento.

Jengibre: Estimula la energía vital, la circulación y la fuerza física.

Aceites Esenciales para el Chakra Sacral (Svadhisthana)

El Chakra Sacral, asociado al color naranja, al elemento agua y a la creatividad, se beneficia de aceites esenciales que promueven la alegría, la sensualidad y el flujo emocional. Algunos aceites esenciales recomendados son:

Ylang Ylang: Equilibra las emociones, promueve la alegría y la sensualidad.

Naranja: Estimula la alegría, la creatividad y el optimismo.

Sándalo: Calma la mente, promueve la relajación y la conexión con la sensualidad.

Rosa: Abre el corazón al amor, la compasión y la autoaceptación.

Aceites Esenciales para el Chakra Plexo Solar (Manipura)

El Chakra Plexo Solar, asociado al color amarillo, al elemento fuego y al poder personal, se beneficia de aceites esenciales que promueven la confianza, la autoestima y la voluntad. Algunos aceites esenciales recomendados son:

Limón: Estimula la claridad mental, la concentración y la confianza en uno mismo.

Romero: Fortalece la energía vital, la memoria y la autoestima.

Menta: Promueve la claridad mental, la concentración y la energía.

Jengibre: Estimula la digestión, la circulación y la energía vital.

Aceites Esenciales para el Chakra Cardíaco (Anahata)

El Chakra Cardíaco, asociado al color verde, al elemento aire y al amor, se beneficia de aceites esenciales que promueven la compasión, el perdón y la sanación emocional. Algunos aceites esenciales recomendados son:

Rosa: Abre el corazón al amor, la compasión y la ternura.

Geranio: Equilibra las emociones, promueve el amor propio y la armonía.

Neroli: Calma la ansiedad, promueve la paz interior y la conexión con el amor.

Lavanda: Relaja la mente, reduce el estrés y promueve la paz interior.

Aceites Esenciales para el Chakra Laríngeo (Vishuddha)

El Chakra Laríngeo, asociado al color azul, al elemento éter y a la comunicación, se beneficia de aceites esenciales que promueven la expresión, la autenticidad y la claridad mental. Algunos aceites esenciales recomendados son:

Menta: Estimula la comunicación clara, la concentración y la claridad mental.

Eucalipto: Abre las vías respiratorias, promueve la expresión y la claridad mental.

Lavanda: Calma la mente, reduce el estrés y promueve la comunicación armoniosa.

Manzanilla: Calma la ansiedad, promueve la relajación y la comunicación serena.

Aceites Esenciales para el Chakra Frontal (Ajna)

El Chakra Frontal, asociado al color índigo, al elemento luz y a la intuición, se beneficia de aceites esenciales que promueven la visión interior, la sabiduría y la conexión espiritual. Algunos aceites esenciales recomendados son:

Lavanda: Calma la mente, promueve la relajación y la conexión con la intuición.

Incienso: Eleva la vibración, promueve la meditación y la conexión espiritual.

Sándalo: Calma la mente, promueve la paz interior y la conexión con la sabiduría.

Menta: Estimula la concentración, la claridad mental y la intuición.

Aceites Esenciales para el Chakra Coronario (Sahasrara)

El Chakra Coronario, asociado al color violeta o blanco, al elemento pensamiento y a la conexión espiritual, se beneficia de aceites esenciales que promueven la iluminación, la unidad y la trascendencia. Algunos aceites esenciales recomendados son:

Incienso: Eleva la vibración, promueve la meditación y la conexión con la divinidad.

Mirra: Purifica el aura, promueve la conexión espiritual y la intuición.

Loto: Eleva la vibración, promueve la paz interior y la conexión con la espiritualidad.

Sándalo: Calma la mente, promueve la meditación y la conexión con la sabiduría divina.

Utilizar aceites esenciales para equilibrar los chakras es una práctica poderosa que nos ayuda a armonizar nuestra energía, liberar bloqueos y promover la salud y el bienestar. Al elegir los aceites esenciales adecuados para cada chakra, podemos amplificar su energía, despertar la consciencia y vibrar en sintonía con la sabiduría del universo.

7

Capítulo 38
Sonidos y Música para Cura Energética

En los capítulos anteriores, exploramos el poder de los cristales y la aromaterapia para la cura y protección energética. Ahora, nos adentraremos en el fascinante mundo del sonido y la música, descubriendo cómo las vibraciones sonoras pueden influir en nuestro campo energético, promover la sanación y elevar nuestra vibración.

El Sonido: Vibración que Sana

El sonido es vibración. Todo en el universo, incluidos nosotros mismos, está en constante vibración. El sonido, a través de sus ondas sonoras, interactúa con nuestro campo energético, generando diferentes efectos en nuestro cuerpo, mente y espíritu.

La música, como una combinación armoniosa de sonidos, tiene un poder especialmente profundo en nuestra energía. Desde tiempos ancestrales, la música se ha utilizado para la sanación, la meditación, la conexión espiritual y la celebración.

El Impacto del Sonido en el Campo Energético

Las vibraciones sonoras pueden:

Armonizar los chakras: Cada chakra vibra en una frecuencia específica. Al utilizar sonidos que resuenen con la frecuencia de cada chakra, podemos armonizar su energía y liberar bloqueos.

Limpiar el aura: Ciertos sonidos, como los cuencos tibetanos o las campanas, generan vibraciones que ayudan a limpiar el aura de energías densas.

Calmar la mente: La música relajante, con sonidos suaves y armoniosos, ayuda a calmar la mente, reducir el estrés y promover la paz interior.

Elevar la vibración: La música con una alta vibración, como la música clásica o los cantos sagrados, nos ayuda a elevar nuestra frecuencia energética y a conectar con la espiritualidad.

Estimular la creatividad: La música puede inspirar la creatividad, despertar la imaginación y promover la expresión artística.

Herramientas Sonoras para la Cura Energética

Existen diversas herramientas sonoras que podemos utilizar para la cura energética:

Cuencos tibetanos: Los cuencos tibetanos emiten sonidos vibratorios que armonizan los chakras, limpian el aura y promueven la relajación profunda.

Campanas: Las campanas, con su sonido claro y resonante, ayudan a limpiar la energía del espacio y a elevar la vibración.

Diapasones: Los diapasones emiten frecuencias específicas que pueden utilizarse para equilibrar los chakras y promover la sanación.

Música: La música, con sus diferentes estilos y géneros, puede utilizarse para diferentes propósitos, como la relajación, la meditación, la activación de los chakras o la conexión espiritual.

Voz: Nuestra propia voz es una herramienta poderosa para la cura energética. Cantar, entonar mantras o simplemente vocalizar sonidos puede ayudarnos a armonizar nuestra energía y a liberar bloqueos emocionales.

Cómo Utilizar el Sonido para la Cura Energética

Escucha consciente: Escuchar música o sonidos con atención plena, conectando con las vibraciones y sintiendo su efecto en nuestro cuerpo y mente.

Meditación con sonido: Utilizar cuencos tibetanos, campanas o música relajante durante la meditación para profundizar la experiencia y armonizar la energía.

Baños de sonido: Participar en sesiones de baños de sonido, donde se utilizan diferentes instrumentos para crear una experiencia inmersiva de sanación a través del sonido.

Cantar o entonar mantras: Cantar o entonar mantras con intención y concentración puede ayudarnos a elevar la vibración, armonizar los chakras y conectar con la espiritualidad.

El sonido y la música son herramientas poderosas para la cura energética. Sus vibraciones interactúan con nuestro campo energético, promoviendo la armonía, la sanación y la conexión espiritual. Al integrar el sonido en nuestra vida, podemos despertar la consciencia, elevar nuestra vibración y vivir con mayor plenitud y bienestar.

Capítulo 39
Utilizando Sonidos y Música para Cura y Protección

En el capítulo anterior, exploramos el poder del sonido y la música para la cura energética. Ahora, profundizaremos en las aplicaciones prácticas de estas herramientas, descubriendo cómo utilizar diferentes sonidos y estilos musicales para promover la sanación, equilibrar los chakras, limpiar el aura y fortalecer nuestra protección energética.

Herramientas Sonoras para la Cura y Protección

Existen diversas herramientas sonoras que podemos utilizar para la cura y protección energética:

Mantras: Los mantras son palabras o frases sagradas que se repiten con intención y concentración. Su vibración sonora genera efectos poderosos en nuestro campo energético, ayudando a armonizar los chakras, elevar la vibración y conectar con la espiritualidad. Algunos mantras populares son: "Om", "Om Shanti Shanti Shanti", "Om Mani Padme Hum".

Sonidos de la naturaleza: Los sonidos de la naturaleza, como el canto de los pájaros, el sonido del mar, el viento entre los árboles o la lluvia, tienen un efecto relajante y armonizador en nuestro sistema nervioso. Nos ayudan a conectar con la energía de la Tierra, a liberar tensiones y a encontrar la paz interior.

Música relajante: La música relajante, con melodías suaves y armoniosas, ayuda a calmar la mente, reducir el estrés y promover la relajación profunda. Podemos utilizar música instrumental, música clásica, música new age o cualquier estilo musical que nos inspire tranquilidad y paz.

Música con frecuencias específicas: Existen músicas compuestas con frecuencias específicas que resuenan con los chakras, ayudando a equilibrar su energía y promover la sanación. Por ejemplo, la música con frecuencias de 432 Hz se asocia a la armonía y la sanación, mientras que la música con frecuencias de 528 Hz se asocia a la transformación y la reparación del ADN.

Instrumentos musicales: Tocar un instrumento musical, como un cuenco tibetano, una campana, un tambor o una flauta, nos permite conectar con la vibración del sonido y utilizarla para la cura y protección energética.

Voz: Nuestra propia voz es una herramienta poderosa para la cura energética. Cantar, entonar mantras o simplemente vocalizar sonidos puede ayudarnos a armonizar nuestra energía, liberar bloqueos emocionales y fortalecer nuestra conexión con el interior.

Aplicaciones Prácticas

Meditación con sonido: Utilizar mantras, sonidos de la naturaleza o música relajante durante la meditación para profundizar la experiencia y armonizar la energía.

Limpieza del aura: Utilizar cuencos tibetanos, campanas o la propia voz para limpiar el aura de energías densas.

Equilibrio de los chakras: Utilizar música con frecuencias específicas o entonar mantras para equilibrar la energía de los chakras.

Protección energética: Utilizar mantras de protección, visualizar un escudo de luz mientras se escucha música relajante o tocar un instrumento musical para fortalecer el campo energético.

Sanación emocional: Utilizar música que evoque emociones positivas, como la alegría, la gratitud o la paz, para liberar bloqueos emocionales y promover la sanación.

Creatividad e inspiración: Utilizar música que inspire la creatividad, como la música clásica, la música étnica o la música new age, para despertar la imaginación y promover la expresión artística.

Consejos para la Práctica

Escucha consciente: Prestar atención a los sonidos y a la música que escuchamos, conectando con las vibraciones y sintiendo su efecto en nuestro cuerpo y mente.

Intención: Utilizar el sonido con una intención clara, ya sea para la relajación, la sanación, la protección o la conexión espiritual.

Experimentación: Explorar diferentes sonidos, estilos musicales e instrumentos para descubrir cuáles resuenan mejor con nosotros y con nuestras necesidades.

Regularidad: Integrar la práctica del sonido en nuestra vida cotidiana, ya sea escuchando música relajante, entonando mantras o participando en sesiones de sanación con sonido.

El sonido y la música son herramientas versátiles y poderosas para la cura y protección energética. Al utilizarlas con consciencia e intención, podemos armonizar nuestra energía, liberar bloqueos, elevar nuestra vibración y vivir con mayor plenitud y bienestar.

7

Capítulo 40
El Poder de la Música en la Cura Energética

En los capítulos anteriores, exploramos cómo utilizar el sonido y la música para la cura y protección energética, incluyendo herramientas como los mantras y los sonidos de la naturaleza. Ahora, nos enfocaremos en el poder específico de la música en la cura energética, profundizando en su capacidad para armonizar nuestras vibraciones, equilibrar las emociones y promover el bienestar integral.

Música: Un Lenguaje Universal de Sanación

La música es un lenguaje universal que trasciende las barreras del idioma y la cultura. Sus melodías, ritmos y armonías tienen la capacidad de tocar nuestra alma, evocar emociones profundas y generar cambios en nuestro estado de ánimo y energía.

A lo largo de la historia, la música se ha utilizado en diferentes culturas como una herramienta de sanación. Desde los cantos chamánicos hasta la música clásica, las diferentes tradiciones han reconocido el poder del sonido para armonizar el cuerpo, la mente y el espíritu.

Efectos de la Música en la Energía

La música puede tener diversos efectos en nuestra energía:

Elevar la vibración: La música con una alta vibración, como la música clásica, la música sacra o ciertos tipos de música new age, puede elevar nuestra frecuencia energética, ayudándonos a conectar con la espiritualidad y a experimentar la paz interior.

Calmar la mente: La música relajante, con melodías suaves y armoniosas, ayuda a calmar la mente, reducir el estrés y promover la relajación profunda. Esto permite que la energía fluya con mayor facilidad por nuestro cuerpo, liberando bloqueos y tensiones.

Equilibrar las emociones: La música puede ayudarnos a procesar y equilibrar nuestras emociones. Las melodías alegres pueden levantar el ánimo, mientras que las melodías melancólicas pueden ayudarnos a conectar con la tristeza y liberarla de forma saludable.

Armonizar los chakras: La música con frecuencias específicas puede utilizarse para armonizar los chakras. Por ejemplo, la música con frecuencias de 432 Hz se asocia al chakra cardíaco y promueve el amor y la compasión, mientras que la música con frecuencias de 528 Hz se asocia al chakra plexo solar y promueve la transformación y la vitalidad.

Estimular la creatividad: La música puede inspirar la creatividad, despertar la imaginación y promover la expresión artística. Escuchar música o tocar un instrumento puede ayudarnos a conectar con nuestra creatividad y a expresarnos con mayor libertad.

Música y Sanación en Diferentes Tradiciones

Música chamánica: En las tradiciones chamánicas, la música se utiliza para conectar con el mundo espiritual, inducir estados alterados de consciencia y promover la sanación. Los tambores, los cantos y los instrumentos de viento se utilizan para crear ritmos y melodías que facilitan la conexión con la energía universal.

Música clásica: La música clásica, con su complejidad y armonía, tiene un efecto profundo en nuestra energía y emociones. Se ha demostrado que escuchar música clásica puede reducir el estrés, mejorar la concentración y promover la relajación.

Música india: La música tradicional india, con sus ragas y talas, se basa en un sistema complejo de melodías y ritmos que tienen un efecto específico en los chakras y en la energía vital. Se utiliza para la meditación, la relajación y la sanación.

Música new age: La música new age es un género musical que se caracteriza por su uso de sonidos de la naturaleza, instrumentos étnicos y melodías relajantes. Se utiliza para la meditación, la relajación y la conexión espiritual.

La música es un lenguaje universal de sanación que tiene el poder de armonizar nuestra energía, equilibrar las emociones y promover el bienestar integral. Al integrar la música en nuestra vida, podemos conectar con nuestra esencia, elevar nuestra vibración y vivir con mayor armonía y plenitud.

Capítulo 41
Creando tu Propia Música de Cura

En los capítulos anteriores, exploramos el poder de la música en la cura energética y cómo diferentes tradiciones la han utilizado para la sanación y la conexión espiritual. Ahora, daremos un paso más allá y descubriremos cómo crear nuestra propia música de cura, utilizando nuestra creatividad e intuición para generar vibraciones sonoras que promuevan el bienestar y la armonía.

Música de Cura: Una Expresión del Alma

Crear música de cura es un acto de expresión personal y conexión con nuestra esencia. No se trata de ser un músico profesional o de seguir reglas estrictas, sino de permitir que el sonido fluya a través de nosotros, guiados por la intuición y la intención de sanar.

Al crear nuestra propia música, podemos:

Expresar nuestras emociones: La música nos permite expresar emociones que a veces no podemos expresar con palabras. Podemos canalizar la alegría, la tristeza, la gratitud o cualquier otra emoción a través de la música, liberando bloqueos y promoviendo la sanación emocional.

Conectar con nuestra intuición: Al crear música de forma intuitiva, nos abrimos a la guía de nuestro ser interior, permitiendo que la música fluya sin juicios ni expectativas. Esto nos ayuda a conectar con nuestra creatividad y a expresar nuestra esencia de forma auténtica.

Armonizar nuestra energía: Las vibraciones sonoras que creamos al tocar un instrumento o cantar pueden armonizar nuestra energía, equilibrar los chakras y promover la relajación profunda.

Crear un espacio sagrado: Podemos utilizar nuestra música de cura para crear un espacio sagrado en nuestro hogar o en cualquier lugar donde deseemos generar una atmósfera de paz y armonía.

Herramientas para Crear Música de Cura

No es necesario ser un músico experto para crear música de cura. Existen diversas herramientas que podemos utilizar, incluso sin tener conocimientos musicales previos:

Voz: Nuestra propia voz es un instrumento poderoso. Podemos cantar, entonar mantras, improvisar melodías o simplemente vocalizar sonidos que nos inspiren.

Instrumentos sencillos: Existen instrumentos sencillos que no requieren de una gran habilidad técnica, como los cuencos tibetanos, las campanas, los tambores, las maracas o las flautas. Podemos experimentar con estos instrumentos, dejando que el sonido fluya de forma intuitiva.

Aplicaciones y software: Existen aplicaciones y software que nos permiten crear música de forma sencilla, incluso sin tener conocimientos musicales. Podemos experimentar con diferentes sonidos, ritmos y melodías, creando composiciones que resuenen con nosotros.

Consejos para la Creación Musical

Conectar con la intención: Antes de comenzar a crear música, es importante conectar con la intención de sanar y armonizar. Visualiza la energía que deseas transmitir a través de la música.

Crear un espacio sagrado: Busca un lugar tranquilo y libre de distracciones donde puedas conectar con tu creatividad y permitir que la música fluya sin interrupciones.

Confiar en la intuición: No te preocupes por las reglas o las técnicas musicales. Permite que la música surja de forma espontánea, guiada por tu intuición.

Experimentar con diferentes sonidos: Explora diferentes instrumentos, sonidos y ritmos. No tengas miedo de experimentar y descubrir nuevas formas de expresión musical.

Grabar tu música: Graba tus creaciones musicales para poder escucharlas y compartirlas con otros.

Utilizar la música en tu práctica de sanación: Utiliza tu propia música de cura durante la meditación, la relajación o cualquier otra práctica de sanación energética.

Crear nuestra propia música de cura es una experiencia transformadora que nos permite conectar con nuestra creatividad, expresar nuestras emociones y armonizar nuestra energía. Al utilizar el sonido como una herramienta de sanación, podemos despertar la consciencia, elevar nuestra vibración y vivir con mayor plenitud y bienestar.

Capítulo 42
Cromoterapia: Colores y sus Vibraciones

Tras explorar el poder del sonido y la música en la cura energética, nos adentraremos ahora en el fascinante mundo de la cromoterapia. Esta terapia utiliza las vibraciones de los colores para equilibrar nuestra energía, armonizar las emociones y promover la salud y el bienestar.

Colores: Vibraciones que Sanan

Al igual que el sonido, el color es vibración. Cada color tiene una frecuencia específica que interactúa con nuestro campo energético, generando diferentes efectos en nuestro cuerpo, mente y espíritu. La cromoterapia se basa en la idea de que cada color posee una vibración única que puede influir en nuestra energía y emociones.

Desde tiempos ancestrales, diferentes culturas han utilizado el color con fines terapéuticos. En el antiguo Egipto, se utilizaban salas de colores para la sanación, mientras que en la medicina tradicional china, los colores se asocian a los cinco elementos y se utilizan para equilibrar la energía vital.

Influencia de los Colores en el Cuerpo y las Emociones

Cada color tiene una vibración específica que puede generar diferentes efectos en nuestro ser:

Rojo: Estimulante, energizante, asociado al Chakra Raíz. Promueve la vitalidad, la pasión y la fuerza física. En exceso, puede generar agresividad o irritabilidad.

Naranja: Creativo, alegre, asociado al Chakra Sacral. Estimula la creatividad, la alegría y la sexualidad. En exceso, puede generar impulsividad o dependencia.

Amarillo: Mental, optimista, asociado al Chakra Plexo Solar. Promueve la claridad mental, la confianza y el optimismo. En exceso, puede generar ansiedad o crítica.

Verde: Armonizador, sanador, asociado al Chakra Cardíaco. Promueve el equilibrio, la armonía y la sanación. En exceso, puede generar estancamiento o pasividad.

Azul: Comunicativo, tranquilo, asociado al Chakra Laríngeo. Promueve la comunicación, la paz interior y la expresión. En exceso, puede generar tristeza o melancolía.

Índigo: Intuitivo, sabio, asociado al Chakra Frontal. Estimula la intuición, la sabiduría y la visión interior. En exceso, puede generar introversión o aislamiento.

Violeta: Espiritual, transformador, asociado al Chakra Coronario. Promueve la conexión espiritual, la transformación y la trascendencia. En exceso, puede generar desconexión con la realidad o misticismo.

Aplicaciones de la Cromoterapia

La cromoterapia puede aplicarse de diferentes maneras:

Visualización: Visualizar colores específicos para armonizar los chakras, limpiar el aura o promover la sanación.

Exposición a la luz de colores: Utilizar lámparas o filtros de colores para exponer el cuerpo a la luz de un color específico.

Cromoterapia ambiental: Utilizar colores en la decoración del hogar o en el lugar de trabajo para crear un ambiente que promueva la armonía y el bienestar.

Vestuario: Utilizar ropa de colores específicos para influir en nuestra energía y emociones.

Alimentación: Consumir alimentos de diferentes colores para obtener sus beneficios energéticos.

Es importante tener en cuenta que la cromoterapia es una terapia complementaria y no debe sustituir el tratamiento médico convencional. Si tienes alguna condición de salud, consulta con un profesional de la salud antes de utilizar la cromoterapia.

La cromoterapia es una herramienta poderosa para armonizar nuestra energía, equilibrar las emociones y promover la salud y el bienestar. Al comprender la vibración de los colores y utilizarlos con consciencia, podemos crear un ambiente de armonía y equilibrio en nuestra vida.

Capítulo 43
Aplicando la Cromoterapia

En el capítulo anterior, exploramos la cromoterapia, los colores y sus vibraciones, y cómo influyen en nuestra energía y emociones. Ahora, nos enfocaremos en las aplicaciones prácticas de la cromoterapia, aprendiendo diferentes maneras de utilizar el color para armonizar nuestra energía, equilibrar las emociones y promover la sanación.

La Cromoterapia en la Vida Diaria

La cromoterapia puede integrarse en nuestra vida diaria de diversas maneras, desde la elección consciente de los colores que nos rodean hasta la aplicación de técnicas específicas para la sanación energética.

1. Cromoterapia Ambiental

El entorno en el que vivimos influye en nuestra energía y emociones. Podemos utilizar la cromoterapia ambiental para crear espacios que promuevan la armonía, el equilibrio y el bienestar.

Hogar: Utilizar colores que nos transmitan paz y tranquilidad en el dormitorio, como el azul claro, el verde suave o el lavanda. En la sala de estar, podemos utilizar colores más cálidos y estimulantes, como el amarillo o el naranja. En la cocina, el verde y el amarillo promueven la energía y la vitalidad.

Lugar de trabajo: Utilizar colores que promuevan la concentración y la creatividad, como el azul, el verde o el amarillo suave. Evitar colores que generen estrés o ansiedad, como el rojo intenso o el negro.

Espacios de sanación: Utilizar colores que promuevan la relajación y la sanación, como el verde, el azul o el violeta.

2. Visualización de Colores

La visualización es una herramienta poderosa para la cromoterapia. Podemos visualizar colores específicos para:

Armonizar los chakras: Visualizar el color asociado a cada chakra girando en armonía, liberando bloqueos y equilibrando su energía. Por ejemplo, visualizar una luz verde brillante en el centro del pecho para armonizar el Chakra Cardíaco.

Limpiar el aura: Visualizar una luz blanca o dorada que nos envuelve, limpiando y purificando el aura de energías densas.

Sanar órganos y tejidos: Visualizar el color asociado al órgano o tejido que necesita sanación. Por ejemplo, visualizar una luz verde sanadora en el hígado para promover su regeneración.

3. Utilización de la Luz de Colores

Podemos utilizar lámparas o filtros de colores para exponer el cuerpo a la luz de un color específico. Esta técnica se utiliza en la cromoterapia clínica para tratar diferentes dolencias.

Lámparas de cromoterapia: Existen lámparas de cromoterapia que emiten luz de diferentes colores. Podemos utilizarlas para exponer el cuerpo a la luz de un color específico durante un tiempo determinado.

Filtros de colores: Podemos utilizar filtros de colores para cubrir las ventanas o las lámparas, creando un ambiente con un color predominante.

4. Cromoterapia en el Vestuario

La ropa que utilizamos también puede influir en nuestra energía y emociones. Podemos utilizar la cromoterapia en el vestuario para:

Elevar la energía: Utilizar colores vibrantes y luminosos, como el amarillo, el naranja o el rojo, para aumentar la energía y el entusiasmo.

Calmar la mente: Utilizar colores suaves y relajantes, como el azul, el verde o el lavanda, para calmar la mente y reducir el estrés.

Expresar emociones: Utilizar colores que reflejen nuestro estado de ánimo o las emociones que queremos cultivar.

5. Cromoterapia en la Alimentación

Los alimentos también poseen vibraciones de color que pueden influir en nuestra energía. Podemos utilizar la cromoterapia en la alimentación para:

Equilibrar la energía: Consumir alimentos de diferentes colores para obtener una variedad de nutrientes y energías.

Estimular funciones específicas: Por ejemplo, consumir alimentos rojos para aumentar la energía vital, o alimentos verdes para promover la sanación y el equilibrio.

La cromoterapia es una herramienta versátil y accesible que podemos integrar en nuestra vida diaria para armonizar nuestra energía, equilibrar las emociones y promover la salud y el bienestar. Al utilizar el color con consciencia, podemos crear un ambiente de armonía y equilibrio en nuestro ser y en nuestro entorno.

Capítulo 44
Cromoterapia en el Día a Día

En el capítulo anterior, aprendimos a aplicar la cromoterapia a través de la visualización, la luz de colores, el vestuario y la alimentación. Ahora, exploraremos cómo integrar la cromoterapia en nuestra vida diaria de forma sencilla y práctica, para beneficiarnos de la energía de los colores en cada momento.

Colores que nos Rodean: Un Baño Energético Constante

Estamos rodeados de colores constantemente. Los colores de la naturaleza, de nuestro hogar, de nuestra ropa e incluso de los alimentos que consumimos influyen en nuestra energía y emociones. Al tomar consciencia de esta influencia y elegir los colores que nos rodean con intención, podemos crear un ambiente de armonía y bienestar.

Integrar la Cromoterapia en la Vida Diaria

Aquí te presentamos algunas ideas para integrar la cromoterapia en tu día a día:

Despertar con energía: Utiliza colores vibrantes y luminosos en tu dormitorio, como el amarillo o el naranja, para despertar con energía y vitalidad.

Promover la concentración: Si necesitas concentrarte en el trabajo o en los estudios, rodéate de colores que promuevan la claridad mental, como el azul o el verde.

Relajarse y descansar: Utiliza colores suaves y relajantes, como el azul claro, el verde suave o el lavanda, en tu dormitorio o en espacios donde desees descansar y relajarte.

Elevar el ánimo: Si te sientes triste o desanimado, rodéate de colores alegres y vibrantes, como el amarillo, el naranja o el rosa.

Expresar tu creatividad: Utiliza colores que inspiren tu creatividad, como el turquesa, el violeta o el verde.

Conectar con la naturaleza: Pasa tiempo en la naturaleza, observando los colores de las flores, los árboles y el cielo. Esto te ayudará a conectar con la energía vital de la Tierra y a recargar tu energía.

Cromoterapia en el Hogar

Entrada: Utiliza colores que den la bienvenida y transmitan una sensación de calidez y armonía, como el amarillo, el naranja o el verde suave.

Sala de estar: Utiliza colores que promuevan la comunicación y la convivencia, como el amarillo, el naranja o el verde.

Comedor: Utiliza colores que estimulen el apetito y la conversación, como el naranja, el amarillo o el rojo.

Cocina: Utiliza colores que promuevan la energía y la vitalidad, como el amarillo, el verde o el naranja.

Dormitorio: Utiliza colores que promuevan la relajación y el descanso, como el azul claro, el verde suave o el lavanda.

Baño: Utiliza colores que promuevan la limpieza y la purificación, como el blanco, el azul claro o el verde.

Cromoterapia en la Ropa

Colores para el trabajo: Azul, negro, gris, blanco.

Colores para eventos sociales: Rojo, verde, amarillo, rosa.

Colores para la relajación: Azul claro, verde suave, lavanda.

Colores para la creatividad: Turquesa, violeta, verde.

Cromoterapia en la Alimentación

Rojo: Tomates, fresas, pimientos rojos. Estimulan la energía vital y la circulación.

Naranja: Zanahorias, naranjas, mandarinas. Promueven la alegría, la creatividad y la salud del sistema inmunitario.

Amarillo: Plátanos, piña, limón. Estimulan la digestión, la claridad mental y el optimismo.

Verde: Espinacas, lechuga, brócoli. Promueven la sanación, el equilibrio y la desintoxicación.

Azul/Violeta: Arándanos, moras, berenjenas. Promueven la relajación, la intuición y la conexión espiritual.

La cromoterapia es una herramienta sencilla y poderosa que podemos integrar en nuestra vida diaria para beneficiarnos de la energía de los colores. Al elegir los colores que nos rodean con consciencia, podemos crear un ambiente de armonía, equilibrio y bienestar en nuestro ser y en nuestro entorno.

Capítulo 45
La Arte de la Cura con Mandalas

En los capítulos anteriores, exploramos la cromoterapia y cómo los colores influyen en nuestra energía. Ahora, nos adentraremos en el fascinante mundo de las mandalas y su aplicación en la cura energética. Descubriremos cómo estas representaciones simbólicas pueden ayudarnos a armonizar nuestra energía, equilibrar las emociones y promover la sanación.

Mandalas: Círculos Sagrados de Sanación

La palabra "mandala" proviene del sánscrito y significa "círculo". Las mandalas son representaciones simbólicas del universo, compuestas por formas geométricas, colores y símbolos que se organizan en un patrón circular. Se utilizan en diversas culturas y tradiciones espirituales como herramientas para la meditación, la concentración y la conexión con lo divino.

En el contexto de la cura energética, las mandalas actúan como puntos focales de energía. Sus formas y colores interactúan con nuestro campo energético, generando vibraciones que promueven la armonía, el equilibrio y la sanación.

El Poder de las Mandalas en la Cura Energética

Las mandalas pueden utilizarse para:

Equilibrar los chakras: Las mandalas con colores y símbolos específicos para cada chakra pueden ayudarnos a armonizar su energía y liberar bloqueos.

Limpiar el aura: Las mandalas con colores claros y formas geométricas armoniosas pueden ayudar a limpiar el aura de energías densas.

Calmar la mente: Observar o colorear mandalas puede ayudarnos a aquietar la mente, reducir el estrés y promover la concentración.

Conectar con la intuición: Las mandalas pueden servir como puertas de acceso a la intuición y la sabiduría interior. Al observarlas o crearlas, podemos conectar con nuestro ser interior y recibir mensajes e inspiración.

Promover la sanación: Las mandalas pueden utilizarse para enfocar la energía de sanación en un área específica del cuerpo o en un aspecto emocional que necesita atención.

Cómo Utilizar las Mandalas para la Cura

Existen diferentes maneras de utilizar las mandalas para la cura energética:

Observación: Observar una mandala con atención plena, contemplando sus formas, colores y símbolos, puede ayudarnos a aquietar la mente, equilibrar las emociones y conectar con la energía de la mandala.

Coloración: Colorear mandalas es una actividad relajante y creativa que nos permite conectar con nuestra energía interior y expresar nuestras emociones. Podemos elegir colores que resuenen con nosotros o que se asocien a los chakras que deseamos armonizar.

Creación: Crear nuestras propias mandalas es una forma poderosa de expresar nuestra creatividad y conectar con nuestra intuición. Podemos utilizar diferentes materiales, como lápices de colores, pinturas, arena o elementos de la naturaleza.

Meditación: Utilizar una mandala como punto focal durante la meditación puede ayudarnos a profundizar la experiencia y a conectar con la energía de la mandala.

Utilización en el entorno: Colocar mandalas en nuestro hogar o lugar de trabajo puede ayudar a armonizar la energía del ambiente y a crear un espacio de paz y equilibrio.

Mandalas y Chakras

Podemos utilizar mandalas con colores y símbolos específicos para cada chakra:

Chakra Raíz: Mandalas con colores rojos y marrones, con formas geométricas que representen la estabilidad y la conexión con la tierra.

Chakra Sacral: Mandalas con colores naranjas, con formas fluidas y orgánicas que representen la creatividad y el flujo emocional.

Chakra Plexo Solar: Mandalas con colores amarillos, con formas que representen el poder personal y la voluntad.

Chakra Cardíaco: Mandalas con colores verdes, con formas que representen el amor, la compasión y la armonía.

Chakra Laríngeo: Mandalas con colores azules, con formas que representen la comunicación y la expresión.

Chakra Frontal: Mandalas con colores índigo, con formas que representen la intuición y la sabiduría.

Chakra Coronario: Mandalas con colores violetas o blancos, con formas que representen la conexión espiritual y la unidad.

Las mandalas son herramientas poderosas para la cura energética. Sus formas, colores y símbolos interactúan con nuestro campo energético, promoviendo la armonía, el equilibrio y la sanación. Al integrar las mandalas en nuestra vida, podemos conectar con nuestra creatividad, expresar nuestras emociones y despertar la consciencia.

Capítulo 46
Cura con las Manos: Técnicas Básicas

En los capítulos anteriores, exploramos diversas modalidades de cura energética, como la cromoterapia, el sonido y las mandalas. Ahora, nos adentraremos en el poder de la curación con las manos, una práctica ancestral que utiliza la energía vital que fluye a través de nuestras manos para promover la sanación y el bienestar.

Las Manos: Canales de Energía Vital

Nuestras manos son canales de energía vital. A través de ellas, podemos transmitir energía curativa a nosotros mismos y a los demás. La curación con las manos se basa en la idea de que todos tenemos la capacidad innata de canalizar energía vital (Qi, Prana, etc.) y dirigirla con intención para promover la sanación.

Técnicas Básicas de Curación con las Manos

Existen diversas técnicas de curación con las manos, cada una con su propio enfoque y método. Algunas de las técnicas básicas son:

Imposición de Manos: Esta técnica consiste en colocar las manos sobre el cuerpo de la persona que recibe la sanación, con la intención de transmitir energía vital y promover el equilibrio. Se pueden colocar las manos sobre zonas específicas del cuerpo que necesitan sanación, o sobre los chakras para armonizar la energía.

Reiki: Reiki es un sistema de sanación natural que utiliza la energía universal (Rei) para promover la sanación física, emocional y espiritual. El practicante de Reiki actúa como un canal para la energía universal, transmitiéndola a través de la imposición de manos.

Passes Energéticos: Los pases energéticos son movimientos de las manos que se realizan sobre el cuerpo de la persona que recibe la sanación, con la intención de limpiar, energizar y equilibrar el campo energético. Los pases pueden ser suaves o vigorosos, y se realizan en diferentes direcciones y con diferentes intenciones.

Principios de la Curación con las Manos

Intención: La intención juega un papel fundamental en la curación con las manos. Es importante tener una intención clara de sanar y de transmitir energía vital a la persona que recibe la curación.

Concentración: Es importante mantener la concentración en la energía que fluye a través de las manos y en la intención de sanar.

Respiración: La respiración consciente ayuda a canalizar la energía vital y a mantener la concentración durante la práctica.

Sensibilidad: Desarrollar la sensibilidad en las manos nos permite percibir la energía del campo energético de la persona que recibe la curación y adaptar la técnica a sus necesidades.

Beneficios de la Curación con las Manos

La curación con las manos puede proporcionar diversos beneficios:

Reducción del estrés y la ansiedad: Promueve la relajación y la liberación de tensiones.

Alivio del dolor: Puede aliviar dolores crónicos y agudos.

Fortalecimiento del sistema inmunitario: Ayuda a fortalecer las defensas del cuerpo.

Equilibrio emocional: Promueve la estabilidad emocional y la liberación de emociones negativas.

Aumento de la energía vital: Incrementa la energía vital y la sensación de bienestar.

Conexión espiritual: Facilita la conexión con la intuición y la sabiduría interior.

La curación con las manos es una práctica ancestral que nos permite conectar con la energía vital y utilizarla para promover la sanación y el bienestar. Al aprender las técnicas básicas y practicar con intención y consciencia, podemos despertar nuestra capacidad innata de sanar y ayudar a otros en su camino hacia el equilibrio y la armonía.

Capítulo 47
Aplicando la Cura con las Manos

En el capítulo anterior, introdujimos las técnicas básicas de la curación con las manos, incluyendo la imposición de manos, el Reiki y los pases energéticos. Ahora, profundizaremos en la aplicación práctica de estas técnicas, aprendiendo cómo utilizar nuestras manos para la autocuración y para ayudar a otros en su proceso de sanación.

La Intención: El Poder de la Mente

Antes de comenzar cualquier práctica de curación con las manos, es fundamental conectar con la intención de sanar. La intención es la fuerza directriz que canaliza la energía vital hacia un objetivo específico. Al enfocar nuestra mente en la sanación, activamos un poder creativo que amplifica el flujo de energía y promueve el bienestar.

Autocuración con las Manos

Nuestras manos son herramientas poderosas para la autocuración. Podemos utilizarlas para aliviar dolores, reducir el estrés, equilibrar las emociones y promover la relajación.

Imposición de manos: Podemos colocar las manos sobre las zonas del cuerpo que necesitan sanación, visualizando cómo la energía fluye desde nuestras manos hacia el cuerpo, aliviando el dolor y promoviendo la regeneración. Por ejemplo, si tenemos dolor de cabeza, podemos colocar las manos sobre la frente y visualizar una luz blanca que calma y sana.

Auto-Reiki: Si estamos iniciados en Reiki, podemos aplicar Reiki a nosotros mismos, colocando las manos sobre los chakras o las zonas del cuerpo que necesitan sanación.

Masaje energético: Podemos realizar un suave masaje en las zonas del cuerpo que necesitan atención, visualizando cómo la energía fluye a través de nuestras manos, liberando tensiones y promoviendo la relajación.

Curación con las Manos para Otros

Al aplicar la curación con las manos a otras personas, es importante crear un espacio seguro y armonioso donde la persona se sienta cómoda y receptiva. Podemos utilizar música relajante, aromaterapia o cromoterapia para crear un ambiente propicio para la sanación.

Imposición de manos: Podemos colocar las manos sobre el cuerpo de la persona que recibe la sanación, con la intención de transmitir energía vital y promover el equilibrio. Podemos colocar las manos sobre zonas específicas del cuerpo que necesitan sanación, o sobre los chakras para armonizar la energía.

Reiki: Si somos practicantes de Reiki, podemos aplicar Reiki a otras personas, siguiendo los principios y las técnicas del sistema Reiki.

Passes energéticos: Podemos realizar pases energéticos sobre el cuerpo de la persona que recibe la sanación, con la intención de limpiar, energizar y equilibrar el campo energético.

Consejos para la Práctica

Conectar con la intención: Antes de comenzar la práctica, conecta con la intención de sanar y transmitir energía vital.

Concentrarse en la energía: Mantén la concentración en la energía que fluye a través de tus manos.

Respirar conscientemente: Respira de forma profunda y consciente para canalizar la energía vital.

Desarrollar la sensibilidad: Presta atención a las sensaciones en tus manos y en el cuerpo de la persona que recibe la sanación.

Pedir permiso: Si vas a aplicar la curación con las manos a otra persona, pide su permiso antes de comenzar.

Respetar los límites: Respeta los límites de la persona que recibe la sanación y no la presiones a recibir más energía de la que se siente cómoda.

La curación con las manos es una práctica poderosa que nos permite conectar con la energía vital y utilizarla para promover la sanación y el bienestar, tanto para nosotros mismos como para los demás. Al practicar con intención, consciencia y respeto, podemos despertar nuestra capacidad innata de sanar y contribuir al bienestar de quienes nos rodean.

Capítulo 48
Reiki
Una Jornada de Cura y Transformación

En el capítulo anterior, exploramos la curación con las manos y cómo aplicar técnicas como la imposición de manos y los pases energéticos. Ahora, nos adentraremos en el Reiki, un sistema de sanación natural que ha ganado gran popularidad en las últimas décadas. Descubriremos sus principios, beneficios y cómo puede ser una poderosa herramienta de transformación personal.

Reiki: Energía Universal de Sanación

Reiki es una palabra japonesa que se compone de dos sílabas: "Rei", que significa "universal", y "Ki", que significa "energía vital". Por lo tanto, Reiki se traduce como "energía vital universal". Es un sistema de sanación natural que utiliza esta energía universal para promover la sanación física, emocional y espiritual.

El Reiki fue redescubierto a finales del siglo XIX por Mikao Usui, un maestro espiritual japonés. Usui desarrolló un sistema de sanación basado en la canalización de la energía universal a través de la imposición de manos. El Reiki se ha difundido por todo el mundo y se utiliza como una terapia complementaria para promover la salud y el bienestar.

Principios del Reiki

El Reiki se basa en cinco principios éticos que guían la práctica y promueven el crecimiento personal:

Solo por hoy, no te preocupes. Este principio nos invita a vivir en el presente, liberándonos de las preocupaciones del pasado y del futuro.

Solo por hoy, no te enojes. La ira es una emoción que bloquea el flujo de energía vital. Este principio nos invita a cultivar la paz interior y a gestionar la ira de forma saludable.

Solo por hoy, sé agradecido. La gratitud nos abre a la abundancia y al bienestar. Este principio nos invita a apreciar las bendiciones de la vida y a cultivar una actitud positiva.

Solo por hoy, trabaja honestamente. La honestidad con nosotros mismos y con los demás es fundamental para vivir en integridad y armonía. Este principio nos invita a ser auténticos y a actuar con ética.

Solo por hoy, sé amable con todos los seres vivos. La compasión y el respeto por todos los seres vivos son esenciales para vivir en armonía con el universo. Este principio nos invita a cultivar la bondad y la empatía.

Beneficios del Reiki

El Reiki puede proporcionar diversos beneficios:

Reducción del estrés y la ansiedad: Promueve la relajación profunda y la liberación de tensiones.

Alivio del dolor: Puede aliviar dolores crónicos y agudos, tanto físicos como emocionales.

Fortalecimiento del sistema inmunitario: Ayuda a fortalecer las defensas del cuerpo y a prevenir enfermedades.

Equilibrio emocional: Promueve la estabilidad emocional, la liberación de emociones negativas y el desarrollo de la inteligencia emocional.

Claridad mental: Mejora la concentración, la memoria y la claridad mental.

Aumento de la energía vital: Incrementa la energía vital, la vitalidad y la sensación de bienestar general.

Conexión espiritual: Facilita la conexión con la intuición, la sabiduría interior y el propósito de vida.

Niveles de Reiki

El sistema Reiki se divide en diferentes niveles de aprendizaje:

Nivel 1: En este nivel, el alumno recibe la iniciación al Reiki y aprende las técnicas básicas de autocuración y curación a otros.

Nivel 2: En este nivel, el alumno aprende a utilizar símbolos Reiki para amplificar la energía y a realizar sanación a distancia.

Nivel 3 (Maestría): En este nivel, el alumno se convierte en maestro de Reiki y puede iniciar a otros en el sistema Reiki.

El Reiki es un sistema de sanación natural que utiliza la energía vital universal para promover la sanación física, emocional y espiritual. A través de la práctica del Reiki, podemos conectar con la energía universal, equilibrar nuestra energía, liberar bloqueos y promover la transformación personal. El Reiki es una herramienta poderosa para el crecimiento personal y la conexión con la sabiduría interior.

Capítulo 49
Desarrollando tu Sensibilidad Energética

En los capítulos anteriores, exploramos diferentes modalidades de cura energética, incluyendo la curación con las manos y el Reiki. Ahora, nos adentraremos en el desarrollo de la sensibilidad energética, una habilidad que nos permite percibir las energías sutiles que nos rodean y profundizar nuestra conexión con el mundo energético.

Percepción Sutil: Abriendo los Sentidos Internos

Todos tenemos la capacidad de percibir las energías sutiles, pero a menudo esta habilidad se encuentra dormida o bloqueada por el ritmo acelerado de la vida moderna y el enfoque excesivo en el mundo material. Desarrollar la sensibilidad energética es como abrir nuestros sentidos internos, afinando nuestra percepción para sentir las vibraciones que nos rodean.

Beneficios de la Sensibilidad Energética

Mayor consciencia: Nos permite ser más conscientes de nuestra propia energía y de cómo interactuamos con las energías del entorno.

Intuición más aguda: Fortalece la intuición, permitiéndonos percibir información que va más allá de los cinco sentidos físicos.

Conexión más profunda: Nos ayuda a conectar con nuestra esencia, con la naturaleza y con los demás seres vivos a un nivel más profundo.

Mayor empatía: Nos permite comprender mejor las emociones y necesidades de los demás.

Sanación más efectiva: Nos ayuda a percibir los desequilibrios energéticos en nosotros mismos y en los demás, lo que facilita la aplicación de la curación energética.

Ejercicios para Desarrollar la Sensibilidad Energética

Existen diversos ejercicios que podemos practicar para desarrollar nuestra sensibilidad energética:

1. Percepción de la energía de las manos:

Frotar las manos: Frota las palmas de las manos vigorosamente durante unos segundos. Separa las manos lentamente y presta atención a la sensación entre las palmas. Puedes sentir calor, hormigueo o una ligera presión.

Sentir el aura de las manos: Separa las manos unos centímetros y mueve las palmas lentamente, acercándolas y alejándolas. Presta atención a las sensaciones sutiles que percibes en las manos y en el espacio entre ellas.

2. Percepción del aura:

Observar el aura de las plantas: Observa una planta con atención plena, enfocando la vista en el contorno de sus hojas o flores. Intenta percibir un halo sutil de luz alrededor de la planta.

Sentir el aura de las personas: Pide a un amigo o familiar que se siente frente a ti. Relájate y observa su contorno con atención. Intenta percibir un halo sutil de luz alrededor de su cuerpo.

3. Percepción de la energía de los chakras:

Meditación en los chakras: Durante la meditación, enfoca tu atención en cada chakra, uno por uno. Intenta percibir la energía de cada chakra, su vibración, su color o cualquier otra sensación sutil.

Sentir la energía de los chakras de otras personas: Pide a un amigo o familiar que se siente frente a ti. Con las palmas de las manos hacia arriba, acerca las manos lentamente a su cuerpo, sin tocarlo. Intenta percibir la energía de sus chakras, prestando atención a las sensaciones en tus manos.

4. Percepción de la energía de los cristales:

Sostener un cristal: Sostén un cristal en la mano y cierra los ojos. Presta atención a las sensaciones que percibes en la mano y en el cuerpo. Cada cristal tiene una vibración energética única que puedes percibir con la práctica.

Meditar con un cristal: Medita con un cristal en la mano o colocándolo sobre un chakra. Observa cómo la energía del cristal interactúa con tu energía.

Consejos para Desarrollar la Sensibilidad Energética

Practica con regularidad: La clave para desarrollar la sensibilidad energética es la práctica constante. Dedica tiempo cada día a realizar ejercicios de percepción sutil.

Meditación: La meditación ayuda a aquietar la mente y aumentar la sensibilidad a las energías sutiles.

Conexión con la naturaleza: Pasar tiempo en la naturaleza nos ayuda a conectar con la energía vital de la Tierra y a afinar nuestra percepción.

Confianza en la intuición: Confía en tus percepciones e intuiciones, aunque al principio sean sutiles.

Paciencia: El desarrollo de la sensibilidad energética es un proceso gradual que requiere paciencia y perseverancia.

Desarrollar la sensibilidad energética nos permite abrir nuestros sentidos internos y percibir las energías sutiles que nos rodean. Es una habilidad que nos ayuda a conectar con nuestra esencia, con la naturaleza y con los demás seres vivos a un nivel más profundo. Al afinar nuestra percepción, podemos navegar por el mundo con mayor consciencia, intuición y comprensión.

Capítulo 50
Protección Energética en el Día a Día

En capítulos anteriores, exploramos técnicas de protección energética en contextos específicos como la naturaleza, el sueño y los viajes. Ahora, nos enfocaremos en la protección energética en el día a día, aprendiendo a integrar prácticas y hábitos que nos ayuden a mantener nuestro campo energético fuerte y equilibrado en medio de las demandas y desafíos de la vida cotidiana.

El Reto de la Vida Moderna

La vida moderna, con su ritmo acelerado, el estrés, la tecnología y la constante interacción con otras personas, puede ser un desafío para mantener nuestra energía protegida y equilibrada. Estamos expuestos a una gran cantidad de estímulos, información y energías que pueden afectar nuestro bienestar.

Es fundamental integrar prácticas de protección energética en nuestra rutina diaria para:

Mantener la energía vital: Protegernos del agotamiento energético y mantener nuestra vitalidad.

Equilibrar las emociones: Gestionar el estrés, la ansiedad y las emociones negativas que pueden afectarnos en el día a día.

Fortalecer la mente: Mantener la claridad mental, el enfoque y la concentración.

Proteger el aura: Crear un escudo protector que nos aísle de las energías negativas y las influencias externas.

Elevar la vibración: Mantener una vibración alta que nos permita atraer experiencias positivas y conectarnos con nuestra esencia.

Prácticas para la Protección Energética Diaria

Comenzar el día con una intención: Al despertar, dedica unos minutos a conectar con tu intención de mantener tu energía protegida y equilibrada durante el día. Puedes visualizar una luz blanca que te envuelve, repetir afirmaciones de protección o simplemente agradecer por la energía vital que te anima.

Conexión con la naturaleza: Incorpora la naturaleza en tu rutina diaria. Sal a caminar, siéntate en un parque, abraza un árbol o simplemente observa las plantas y el cielo. La conexión con la naturaleza te ayuda a recargar tu energía y a fortalecer tu campo energético.

Respiración consciente: Dedica unos minutos al día a practicar la respiración consciente. La respiración profunda y consciente te ayuda a calmar la mente, liberar tensiones y equilibrar la energía.

Meditación: La meditación diaria, aunque sea por unos minutos, te ayuda a conectar con tu interior, aumentar tu consciencia y fortalecer tu campo energético.

Visualización: Visualiza un escudo de luz que te rodea, protegiéndote de las energías negativas y las influencias externas.

Afirmaciones: Repite afirmaciones de protección a lo largo del día, como: "Estoy protegido por la luz divina", "Mi energía es fuerte y vibrante", "Atraigo solo experiencias positivas".

Limpieza energética: Realiza limpiezas energéticas regulares en tu hogar y en tu espacio de trabajo. Puedes utilizar defumación, sonidos o cristales para purificar la energía del ambiente.

Cuidado con la tecnología: Limita el tiempo que pasas frente a las pantallas y los dispositivos electrónicos. La radiación electromagnética puede afectar tu energía y generar estrés.

Alimentación consciente: Consume alimentos saludables y naturales que te proporcionen energía vital. Evita alimentos procesados, azúcar refinada y alcohol, que pueden debilitar tu energía.

Descanso adecuado: Duerme lo suficiente para que tu cuerpo y mente puedan recargar energía. Crea un ambiente relajante en tu dormitorio y practica técnicas de protección energética para el sueño.

Establecer límites saludables: Aprende a decir "no" y a establecer límites en tus relaciones con los demás. Proteger tu energía implica también cuidar tu espacio personal y emocional.

La protección energética en el día a día es un proceso continuo que requiere consciencia, atención y práctica. Al integrar hábitos y técnicas de protección en nuestra rutina diaria, podemos fortalecer nuestro campo energético, mantenernos en equilibrio y vivir con mayor vitalidad, paz interior y conexión con nuestra esencia.

Capítulo 51
Protección contra Vampiros Energéticos

En los capítulos anteriores, aprendimos sobre la protección energética en diferentes contextos y cómo fortalecer nuestro campo energético. Ahora, nos adentraremos en un tema específico: la protección contra vampiros energéticos. Estas personas, consciente o inconscientemente, absorben la energía vital de los demás, dejándonos agotados, desmotivados e incluso enfermos.

¿Qué son los Vampiros Energéticos?

Los vampiros energéticos son personas que, debido a sus propios desequilibrios emocionales o energéticos, tienden a drenar la energía de quienes les rodean. No se trata de seres sobrenaturales, sino de personas con patrones de comportamiento que les llevan a buscar energía externa para compensar su propia falta de vitalidad.

Características de los Vampiros Energéticos

Negatividad constante: Se quejan continuamente, critican, dramatizan y se centran en lo negativo.

Demandantes de atención: Buscan ser el centro de atención y necesitan la validación constante de los demás.

Manipuladores: Utilizan la culpa, el chantaje emocional o la victimización para conseguir lo que quieren.

Invasivos: No respetan los límites personales y tienden a invadir el espacio físico y emocional de los demás.

Críticos: Juzgan, critican y desaprueban constantemente a los demás.

Quejosos: Se quejan de todo y de todos, y rara vez asumen la responsabilidad de sus propias acciones.

Tipos de Vampiros Energéticos

El Víctima: Siempre se siente víctima de las circunstancias y busca la compasión y la atención de los demás.

El Narcisista: Se cree superior a los demás y necesita la admiración y el reconocimiento constante.

El Controlador: Intenta controlar a los demás y manipular las situaciones para que se ajusten a sus deseos.

El Dramático: Exagera las situaciones, crea drama y busca llamar la atención.

El Conversador Incesante: Habla sin parar, sin escuchar a los demás, y absorbe la energía de la conversación.

Efectos de los Vampiros Energéticos

Interactuar con vampiros energéticos puede generar:

Agotamiento físico y mental: Cansancio, fatiga, falta de motivación.

Malestar emocional: Ansiedad, irritabilidad, tristeza, sensación de vacío.

Debilitamiento del sistema inmunitario: Mayor susceptibilidad a enfermedades.

Bloqueos energéticos: Bloqueos en los chakras, especialmente en el plexo solar y el cardíaco.

Dificultad para concentrarse: Falta de enfoque, confusión mental.

Técnicas de Protección

Conciencia: El primer paso para protegerse es ser consciente de la presencia de vampiros energéticos en nuestra vida. Identifica a las personas que te dejan agotado o con malestar después de interactuar con ellas.

Límites: Establece límites claros y firmes en tus relaciones. Aprende a decir "no" y a proteger tu espacio personal y emocional.

Escudo de protección: Visualiza un escudo de luz que te rodea, protegiéndote de las energías negativas.

Cordón de aterramiento: Conecta con la energía de la Tierra para mantenerte enraizado y estable.

Afirmaciones: Repite afirmaciones de protección, como: "Mi energía está protegida", "Soy fuerte y resistente", "No permito que nadie me robe mi energía".

Limpieza energética: Después de interactuar con un vampiro energético, realiza una limpieza energética para eliminar cualquier energía densa que puedas haber absorbido.

Compasión: Recuerda que los vampiros energéticos actúan desde su propio dolor y desequilibrio. Cultiva la compasión hacia ellos, pero sin permitir que te afecten.

Alejamiento: Si es posible, limita el contacto con los vampiros energéticos o aléjate de ellos si la situación es insostenible.

Protegerse de los vampiros energéticos es fundamental para mantener nuestra energía vital, nuestro equilibrio emocional y nuestra salud. Al ser conscientes de su presencia, establecer límites y utilizar técnicas de protección, podemos mantenernos fuertes y resilientes en nuestras interacciones con los demás.

Capítulo 52
Lidando con Personas Tóxicas

En el capítulo anterior, aprendimos a protegernos de los vampiros energéticos, personas que drenan nuestra energía vital. Ahora, ampliaremos este tema para abordar cómo lidiar con personas tóxicas en general, aquellas que con sus actitudes y comportamientos generan malestar, conflicto y desequilibrio en nuestras vidas.

Personas Tóxicas: Identificando las Señales

Las personas tóxicas son aquellas que, con sus palabras, acciones y actitudes, generan un impacto negativo en nuestro bienestar emocional, mental e incluso físico. Pueden ser familiares, amigos, compañeros de trabajo o cualquier persona con la que interactuemos.

Algunas señales que indican que estamos lidiando con una persona tóxica son:

Te sientes mal después de interactuar con ellas: Experimentas cansancio, irritabilidad, tristeza o ansiedad después de estar en contacto con esta persona.

Te critican o te juzgan constantemente: Te hacen sentir mal contigo mismo, te menosprecian o te hacen dudar de tus capacidades.

No respetan tus límites: Ignoran tus necesidades, te invaden o te presionan para hacer cosas que no quieres hacer.

Te manipulan o te chantajean emocionalmente: Utilizan la culpa, el miedo o la victimización para conseguir lo que quieren.

Son negativas y se quejan constantemente: Se centran en lo negativo, critican a los demás y rara vez tienen algo positivo que decir.

Te generan drama y conflicto: Crean situaciones conflictivas, provocan discusiones o te involucran en sus problemas.

No te apoyan ni te celebran: No se alegran por tus logros o te minimizan cuando necesitas apoyo.

Tipos de Personas Tóxicas

Existen diferentes tipos de personas tóxicas, con patrones de comportamiento específicos:

El narcisista: Se centra en sí mismo, necesita admiración constante y carece de empatía.

El controlador: Intenta controlar a los demás y manipular las situaciones para que se ajusten a sus deseos.

El envidioso: Se siente mal por los logros de los demás y puede intentar sabotearlos.

El chismoso: Habla mal de los demás a sus espaldas y crea drama y conflicto.

El pesimista: Se centra en lo negativo y ve todo con una perspectiva negativa.

El agresivo: Utiliza la intimidación, la violencia verbal o física para imponerse.

Estrategias para Lidiar con Personas Tóxicas

Conciencia: El primer paso es reconocer que estamos lidiando con una persona tóxica. Identifica las señales y los patrones de comportamiento que te afectan.

Límites: Establece límites claros y firmes. Aprende a decir "no" y a proteger tu espacio personal y emocional.

Comunicación asertiva: Comunícate de forma clara, directa y respetuosa. Expresa tus necesidades y tus límites sin agresividad ni pasividad.

No te enganches: No te involucres en dramas o discusiones. Mantén la calma y no te dejes llevar por las provocaciones.

Autocuidado: Prioriza tu bienestar físico y emocional. Dedica tiempo a actividades que te gusten, que te relajen y que te nutran.

Fortalece tu autoestima: Trabaja en tu autoestima y confianza en ti mismo. Cuanto más seguro te sientas, menos vulnerable serás a la influencia de las personas tóxicas.

Busca apoyo: Habla con amigos, familiares o un terapeuta sobre la situación. Compartir tus experiencias te ayudará a procesarlas y a encontrar soluciones.

Distancia: Si es posible, limita el contacto con la persona tóxica o aléjate de ella si la situación es insostenible. Tu bienestar es lo más importante.

Lidiar con personas tóxicas puede ser un desafío, pero es fundamental para proteger nuestra energía, nuestra salud emocional y nuestra paz interior. Al reconocer las señales, establecer límites y utilizar estrategias de comunicación asertiva, podemos gestionar estas relaciones de forma saludable y proteger nuestro bienestar.

Capítulo 53
Creando un Estilo de Vida Energéticamente Saludable

En los capítulos anteriores, exploramos diferentes técnicas de protección energética y cómo lidiar con influencias negativas. Ahora, daremos un paso más allá y nos enfocaremos en la creación de un estilo de vida energéticamente saludable, un estilo de vida que nutra nuestra energía vital, promueva el equilibrio y nos permita vivir con mayor plenitud y bienestar.

Más allá de las Técnicas: Un Enfoque Holístico

Si bien las técnicas de protección y limpieza energética son fundamentales, crear un estilo de vida energéticamente saludable implica un enfoque más amplio, un compromiso con el bienestar integral que abarca todos los aspectos de nuestra vida: físico, emocional, mental y espiritual.

Pilares de un Estilo de Vida Energéticamente Saludable

1. Alimentación Consciente:

Nutrir el cuerpo: Elegir alimentos naturales, frescos y vitales que nos proporcionen energía y nutrientes. Priorizar frutas, verduras, legumbres, frutos secos y semillas.

Hidratación: Beber suficiente agua para mantener el cuerpo hidratado y facilitar el flujo de energía.

Moderación: Evitar el exceso de alimentos procesados, azúcar refinada, alcohol y cafeína, que pueden debilitar la energía y generar desequilibrios.

Gratitud: Agradecer por los alimentos que recibimos y consumirlos con consciencia.

2. Movimiento y Ejercicio:

Activar la energía vital: El movimiento físico ayuda a activar la energía vital, liberar tensiones y mantener el cuerpo en equilibrio. Podemos elegir la actividad física que más nos guste: caminar, bailar, practicar yoga, nadar, etc.

Conexión con el cuerpo: Prestar atención a las señales del cuerpo y respetar sus límites.

Ejercicio al aire libre: Siempre que sea posible, realizar ejercicio al aire libre para conectar con la naturaleza y recibir su energía vital.

3. Descanso y Relajación:

Recargar la energía: Dormir lo suficiente para que el cuerpo y la mente puedan descansar y recargar energía. Crear un ambiente relajante en el dormitorio y practicar técnicas de relajación antes de dormir.

Gestionar el estrés: Incorporar técnicas de relajación en la vida diaria, como la meditación, la respiración consciente o el yoga, para gestionar el estrés y mantener el equilibrio emocional.

Tiempo libre: Dedicar tiempo a actividades que nos gusten, que nos relajen y que nos permitan desconectar de las responsabilidades.

4. Gestión Emocional:

Autoconocimiento: Conocer nuestras emociones, identificar los patrones que nos desequilibran y aprender a gestionarlas de forma saludable.

Expresión emocional: Expresar nuestras emociones de forma auténtica y asertiva, sin reprimirlas ni descargarlas en los demás.

Cultivar emociones positivas: Cultivar emociones positivas como la alegría, la gratitud, la compasión y el amor.

5. Salud Mental:

Pensamientos positivos: Cultivar pensamientos positivos y constructivos, reemplazando los pensamientos negativos por afirmaciones que nos empoderen.

Creatividad: Dar espacio a la creatividad en nuestra vida, ya sea a través del arte, la música, la escritura o cualquier otra forma de expresión.

Aprendizaje: Mantener la mente activa y estimulada a través del aprendizaje continuo, la lectura, la exploración de nuevas ideas.

6. Conexión Espiritual:

Meditación: La meditación nos ayuda a conectar con nuestra esencia, aumentar la consciencia y elevar la vibración.

Prácticas espirituales: Incorporar prácticas espirituales que resuenen con nosotros, como el yoga, el Reiki, la oración o la conexión con la naturaleza.

Vivir con propósito: Encontrar un propósito en la vida que nos inspire y nos motive a dar lo mejor de nosotros mismos.

7. Entorno Saludable:

Armonía en el hogar: Crear un hogar que sea un espacio de paz, armonía y bienestar. Utilizar la cromoterapia, la aromaterapia y otras herramientas para crear un ambiente que nutra nuestra energía.

Relaciones saludables: Cultivar relaciones que nos apoyen, nos inspiren y nos ayuden a crecer. Alejarnos de las personas tóxicas que drenan nuestra energía.

Conexión con la naturaleza: Pasar tiempo en la naturaleza para recargar nuestra energía y conectar con la sabiduría de la Tierra.

Crear un estilo de vida energéticamente saludable es un viaje de autoconocimiento, consciencia y compromiso con el bienestar integral. Al integrar estos pilares en nuestra vida, podemos fortalecer nuestra energía vital, equilibrar nuestras emociones, despertar la consciencia y vivir con mayor plenitud y armonía.

Capítulo 54
Manteniendo la Energía Equilibrada

En los capítulos anteriores, exploramos diferentes técnicas y herramientas para la cura y protección energética, desde la limpieza de los chakras hasta la creación de un estilo de vida energéticamente saludable. Ahora, en este último capítulo, nos enfocaremos en cómo mantener la energía equilibrada a largo plazo, integrando estas prácticas en nuestra vida cotidiana y cultivando hábitos que nos permitan vivir con vitalidad, armonía y bienestar.

El Equilibrio Energético: Un Proceso Continuo

Mantener la energía equilibrada no es un objetivo que se alcanza de una vez por todas, sino un proceso continuo que requiere atención, consciencia y compromiso. Nuestro campo energético está en constante interacción con el entorno, y las demandas de la vida moderna pueden generar desequilibrios que afectan nuestro bienestar.

Al integrar las prácticas de cura y protección energética en nuestra vida diaria, podemos fortalecer nuestra energía, aumentar nuestra resiliencia y mantenernos en equilibrio a pesar de los desafíos.

Hábitos para Mantener la Energía Equilibrada

Práctica diaria: Dedica tiempo cada día a la práctica de la meditación, la respiración consciente, la visualización o cualquier otra técnica que te ayude a conectar con tu energía, limpiar tu aura y equilibrar tus chakras.

Conexión con la naturaleza: Pasa tiempo en la naturaleza regularmente. Camina descalzo sobre la tierra, abraza un árbol, contempla el cielo o simplemente siéntate en un parque y respira el aire fresco. La naturaleza es una fuente inagotable de energía vital que nos ayuda a recargar y equilibrar nuestro campo energético.

Alimentación consciente: Elige alimentos naturales, frescos y vitales que te proporcionen energía y nutrientes. Consume alimentos de diferentes colores para obtener una variedad de vibraciones energéticas. Agradece por los alimentos que recibes y consúmelos con consciencia.

Movimiento y ejercicio: Mantén tu cuerpo activo a través del ejercicio físico regular. Elige actividades que disfrutes y que te permitan conectar con tu cuerpo y liberar tensiones.

Descanso y relajación: Duerme lo suficiente y crea un ambiente relajante en tu dormitorio. Incorpora técnicas de relajación en tu vida diaria, como la meditación, la respiración consciente o el yoga.

Gestión emocional: Aprende a reconocer y gestionar tus emociones de forma saludable. Expresa tus emociones de forma auténtica y asertiva, sin reprimirlas ni descargarlas en los demás.

Pensamientos positivos: Cultiva pensamientos positivos y constructivos. Reemplaza los pensamientos negativos por afirmaciones que te empoderen y te ayuden a mantener una vibración alta.

Relaciones saludables: Rodéate de personas que te apoyen, te inspiren y te ayuden a crecer. Establece límites saludables en tus relaciones y aléjate de las personas tóxicas que drenan tu energía.

Espacio sagrado: Crea un espacio sagrado en tu hogar donde puedas conectar con tu energía, meditar, relajarte y recargar tu energía.

Conexión espiritual: Cultiva tu conexión espiritual a través de la meditación, la oración, la conexión con la naturaleza o cualquier práctica que resuene contigo. Conectar con una fuerza superior te ayuda a mantener la perspectiva, a confiar en el flujo de la vida y a vivir con propósito.

Autocuidado: Dedica tiempo a cuidarte a ti mismo, tanto física como emocionalmente. Haz actividades que te gusten, que te relajen y que te nutran.

Gratitud: Cultiva la gratitud por las bendiciones de la vida. La gratitud nos abre a la abundancia y al bienestar.

Mantener la energía equilibrada es un proceso continuo que requiere compromiso y atención. Al integrar las prácticas de cura y protección energética en nuestra vida diaria, podemos fortalecer nuestra energía, aumentar nuestra resiliencia y vivir con mayor vitalidad, armonía y bienestar. Recuerda que eres un ser energético en constante interacción con el universo. Al cuidar tu energía, cuidas tu salud, tu bienestar y tu conexión con la esencia de la vida.

Epílogo

Al llegar al final de este viaje a través de las páginas de "Energia Vital", un profundo sentimiento de gratitud inunda mi ser. Este libro, que nació como una semilla de anhelo por compartir el conocimiento y las herramientas que han transformado mi vida, hoy florece gracias al apoyo incondicional de un equipo maravilloso y a la confianza de cada lector que sostiene este libro en sus manos.

A mi equipo de producción, mi más sincero agradecimiento. A cada editor, diseñador, corrector, maquetador, ilustrador, y a todos aquellos que, con su profesionalismo y dedicación, han contribuido a dar forma a este sueño. Su pasión y compromiso se reflejan en cada detalle de esta obra, y sin su invaluable aporte, este libro no habría visto la luz.

A ti, querido lector, gracias por embarcarte en esta aventura de autoconocimiento y transformación. Al adquirir este libro, no solo has obtenido un conjunto de técnicas y prácticas, sino que has abierto una puerta hacia un mundo de posibilidades para conectar con tu energía vital, despertar tu poder interior y crear una vida más plena y armoniosa.

Deseo de corazón que las herramientas compartidas en estas páginas te inspiren a recorrer tu propio camino de sanación, a cultivar el bienestar en todas las áreas de tu vida y a descubrir la sabiduría que reside en tu interior.

Recuerda que la energía fluye hacia donde se dirige la atención. Que este libro sea un faro que ilumine tu sendero, y que la energía de la gratitud, la sanación y el amor te acompañen siempre.

Con profunda gratitud,
Tiago Mora

www.ingramcontent.com/pod-product-compliance
Lightning Source LLC
LaVergne TN
LVHW040050080526
838202LV00045B/3568